Dr.塩尻の神経所見とり方トレーニング

総合病院国保旭中央病院　総合診療内科部長
塩尻俊明

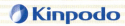

はじめに

　神経診察は，とっつきにくい，難しい，時間がかかるなどネガティブなイメージがつきまとう．また，神経診察が必要となる疾患は，多岐にわたり，神経診察に対する苦手意識をさらに増長させている．それでも，実際の臨床の現場では，手根管症候群のような絞扼性神経障害，頸椎神経根症や頸髄症，脳血管障害，めまい，パーキンソン病，ベル麻痺，認知症などの common disease を確実に診察する能力が，一般臨床医に求められる．否応無しに，神経診察を避けて通ることができない．

　神経診察を学ぶために，多くの優れた書籍が出版されているが，網羅的に記載されている成書を熟読する時間は，忙しい一般臨床医にとっては，なかなか取れないのが現実である．

　この本では，臨床の現場で遭遇する common disease，24 症例を取り上げている．簡単な病歴を基に，想定される疾患に対して行うべき診察や診断に有用な所見が何かを，設問を解きながら考える形式になっている．解説には，設問に取り上げた診察所見の概要を述べ，解答にはその診察や所見がなぜこの症例で有用なのかを記載している．また，設問のテーマが，例えば「錐体外路」であれば，正解以外の解答を読むことで，「錐体外路」の一般的診察方法も学べるように構成している．この本は症例ベースの設問形式であるため，病歴と設問からどう症例にアプローチすべきか，自分で考えるワンステップが入ることで，成書を通読するより，実践の現場をシミュレーションすることができ，知識の定着にも効率がよい．また，現場でいかに優先順位を考え，診察していくかも学べるはずである．

　この本では，末梢神経，脊髄，脳神経，運動系，髄膜徴候・高次機能の順で疾患を呈示しているため，目次を利用することで，順番に設問に答えるだけでなく，必要な疾患，神経診察をターゲットして検索することができるようになっている．

　また，最後に得点表があり，設問の自己採点をすることができ，点数評価から自己の神経診察の知識力の位置づけも知ることができる．

　初期研修医を含む多くの医師に，この本が，忙しい臨床の現場で効率のよい神経診察を実践するさっかりとなれば幸いである．

平成 29 年 3 月

塩尻 俊明

目 次

はじめに

パート1 末梢神経

1 朝，手がしびれる —— 正中神経 —— 3
Supplement 1 表在感覚の診かた —— 8
2 手から水がもれる —— 尺骨神経 —— 9
Supplement 2 感覚障害マップ —— 14
3 垂れ手 —— 橈骨神経 —— 15
4 肩甲骨が痛い —— C6神経根 —— 19
5 垂れ足 —— 総腓骨神経 —— 23
6 両下肢のしびれ —— 馬尾 —— 27

パート2 脊髄

7 腕全体がしびれる —— 頸髄 —— 33
Supplement 3 頸髄障害による知覚障害の分布 —— 35
8 顔を洗う時にふらつく —— 脊髄後索 —— 37

パート3 脳神経

9 視野が欠ける —— 視神経〜後頭葉 —— 43
10 物が二重に見える —— 動眼神経 —— 47
11 顔のしびれ —— 顔面神経 —— 51
12 ぐるぐる回るめまい part1 —— 三半規管 —— 55
13 ぐるぐる回るめまい part2 —— 前庭神経 —— 59
Supplement 4 めまいのMRI画像 —— 64
14 飲み込めない part1 —— 延髄 —— 65
15 飲み込めない part2 —— 嚥下機能 —— 69
16 ふらついて歩けない part1 —— 延髄 —— 73

パート4 運動系

17	上手く歩けない	錐体路	81
Supplement 5	腱反射のこつ		84
18	右手足の脱力	錐体路	85
19	ふらついて歩けない　part2	小脳	89
20	ADL低下	錐体外路	93

パート5 髄膜徴候，高次機能

21	発熱，嘔気，頭痛	髄膜	99
22	言葉がでない	言語野	103
23	○○○がわからない	大脳皮質	107
Supplement 6	テント上の解剖学的診断を理解するためのシェーマ		110
24	夫に指摘された物忘れ	認知	111

検査項目・疾患別インデックス ─── 115
得点表・点数評価 ─── 116
外国語索引 ─── 117
日本語索引 ─── 118

パート1

末梢神経

1 朝，手がしびれる

45歳，女性。

右手指のしびれで来院。2カ月前から右手指のしびれを徐々に自覚するようになる。しびれは，びりびりする感じで，朝起きた時に強く，こわばり感もある。手首を振ると楽になる。最近は右手で湯のみがつかめなくなってきた。

Q1 この症例を診断するために，最も行うべき神経診察はどれか？
1. 母指内転筋の筋力
2. 長母指外転筋の筋力
3. 短母指外転筋の筋力
4. 小指外転筋の筋力

Q2 この症例で認められる正しい所見はどれか？
1. 右手手背にもしびれが広がっている
2. 第4指に感覚障害の境界がある
3. 手首より上位にはしびれは広がらない
4. 手掌全体にもしびれがある

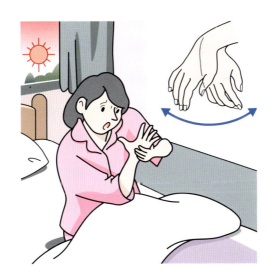

 物をつかむのに，母指をどのように使うか？ 単神経障害による感覚障害は境界が明瞭である。

解 説

　40歳代女性で，夜中，早朝に強く[1]，こわばりがあり，しびれが手を振ることで軽減するFlick signがある。「右手で湯のみがつかめない」は，母指の屈曲はできるが母指の対立ができないため，親指と人差し指で「○」がつくれず（図1），半円になってしまうためである。これをPerfect O signと呼び，手根管症候群で認められる。手根管症候群は，40歳〜60歳代の女性で手首に負荷がかかる職業に多い傾向がある。夜間，早朝にしびれが生じる理由は，就寝中手関節が屈曲位に長時間おかれるとともに，睡眠中の体温調節のため手の血流が増え，むくみが生じることによるとされている。手根管症候が両手に起こる場合もあり，その際は原因として，単に手首に負荷がかかるだけでなく，基礎疾患として甲状腺機能低下症，糖尿病，妊娠，アミロイドーシスなどを鑑別に挙げる必要がある。

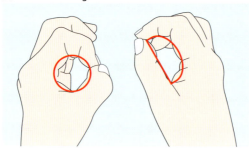

図1　Perfect O sign

解 答

A1 この症例を診断するために，最も行うべき神経診察はどれか？

1. 母指内転筋の筋力 ･･･ ✗

尺骨神経支配の筋肉である。母指を含めた手指を伸展させ，母指と示指の間で紙を挟んでもらい，紙が抜けるかどうかで筋力を調べる（図2a）。

2. 長母指外転筋の筋力 ･･ ✗

橈骨神経支配の筋肉である。じゃんけんの「パー」のように手を開き，背屈した状態で，親指を外転させて筋力を調べる（図2b）。

3. 短母指外転筋の筋力 ･･ ○

短母指外転筋は，正中神経支配筋であるため，この短母指外転筋のみの筋力低下，もしくは萎縮を認めた場合は，正中神経の障害と考えて良い。短母指外転筋の筋力低下の手根管症候群に対する−LRは0.5より，この筋の筋力低下がなければ手根管症候群の可能性は低くなると考えられる[2]。図2cに示すように，手指のすべてを伸展した状態にし，手首を掌屈，背

屈せず中間位を保ったまま，親指を垂直に立ててもらい，自分の顔の方向に力を入れてもらう．検者はその力に抵抗するように力を入れ，筋力を調べる．

4. 小指外転筋の筋力

尺骨神経支配の筋肉である．手首を伸展した状態で，中間位のまま小指を外転させる（図 2d）。

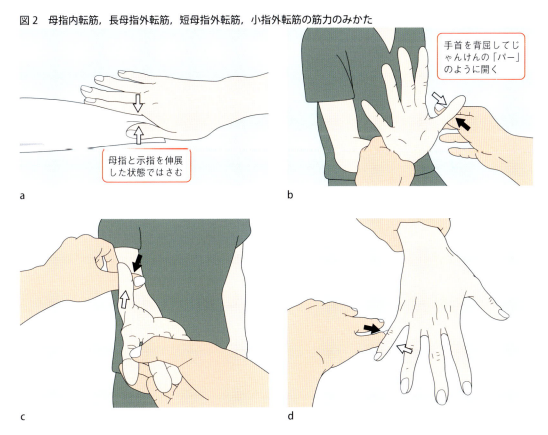

図2 母指内転筋，長母指外転筋，短母指外転筋，小指外転筋の筋力のみかた

a：母指内転筋の筋力．b：長母指外転筋の筋力．c：短母指外転筋の筋力．母指を垂直に立て，患者の顔の方向に力を入れる．d：小指外転筋の筋力．小指を外転させる．
➡が検者の力の方向で，⇨が患者の力の方向を示す．

A2 この症例で認められる正しい所見はどれか？

1. **右手手背にもしびれが広がっている** ························· ×
   正中神経障害では，手背でDIPより近位には感覚障害は生じないため，手根管症候群では手背にしびれが及ぶことはない（図3）。

2. **第4指に感覚障害の境界がある** ····························· ○
   他覚的感覚障害として，図3に示すような正中神経の感覚支配から，母指から環指橈側半分の感覚障害が手根管症候群の特徴でring-finger-splittingと言われている。C6, C7の神経根障害では，図4のように手根管症候群と似た感覚障害を示すが，手背にしびれがあり，ring-finger-splittingは通常はない。

3. **手首より上位にはしびれは広がらない** ······················· ×
   手根管症候群の1/3では，しびれが前腕に及ぶことがある。

4. **手掌全体にもしびれがある** ································ ×
   図5のように手掌内の感覚障害がない（図5a）。この領域は正中神経掌側皮枝とされ，正中神経の分枝ではあるが，手根管より近位で分岐するためとされる（図5b）。

図3　手根管症候群の感覚障害

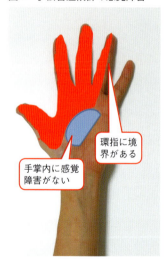 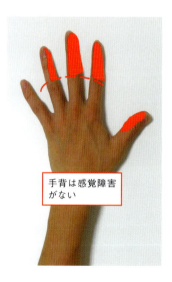

図4　C6, C7の神経根障害

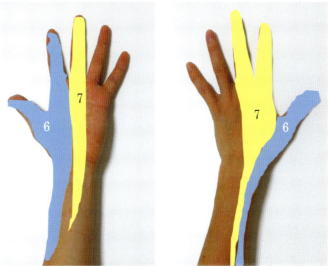

6はC6, 7はC7神経根支配域を示す.

図5　手根管症候群では手掌内の感覚は保たれる

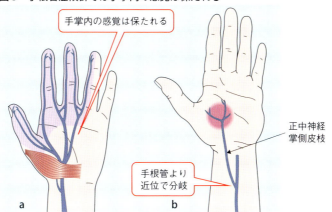

> **ポイント**
>
> 　手根管症候群の診断では，短母指外転筋の筋力低下の有無が有用であるが，徒手筋力テストで行うには少し慣れが必要であるが，マスターしてしまえば非常に簡単にできる。
> 　正中神経と尺骨神経の境界が第4指にあることは押さえておくと，しびれの診療のスピードアップが図れる。

文献

1) Szabo RM:The value of diagnostic testing in carpal tunnel syndrome. J Hand Surg Am 1999; 24: 704-714.
2) D'Arcy CA: The rational clinical examination. Does this patient have carpal tunnel syndrome?. JAMA 2000; 283: 3110-3117.

Supplement 1　表在感覚の診かた

痛覚：クリップの先か，アルコール綿のパックの角を使って行えば，特別な道具を使用せず可能である。異常が疑える部位と対照部位を比較する際，患者に異常の感じ方を「どちらが弱いか」という聞き方をすると，患者は一生懸命弱い側をどちらであろうと考え，無理にでも「こちらが弱い」と答えてしまうことがある。二つの部位の差を聞く時は，「感じ方は同じか」と聞いたほうが，正確に評価できることが多い。また，感覚障害の境界を検査する場合は，図1のように鈍麻している側から正常部位に向けて刺激を加えていくと，境界が同定しやすい。

触覚：末梢神経障害では，痛覚のみで触覚を省略してもよいが，脊髄を含めた中枢病変を疑う際は，触覚と痛覚が解離する場合があり，触覚の診察が必要となる場合がある。図2のように捻ったティッシュペーパーで皮膚を軽くなぞるようにして診察する。

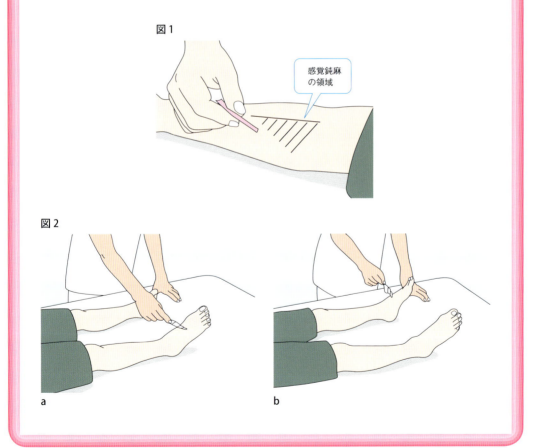

図1　感覚鈍麻の領域

図2　a　　b

2 手から水がもれる

55歳，男性。

右手指のしびれで来院。仕事は大工，夕方になると右小指がびりびりするしびれが増悪することを自覚した。肘を屈曲しているとしびれは増強し，洗顔時に右手の平から水がもれるようになり外来受診。

Q1 この疾患で見られる所見はどれか？

1. Phalen 徴候
2. Tinel 様徴候
3. Fromant 徴候
4. 示指過伸展テスト

Q2 この症例で予測される感覚障害の分布はどれか？

1. ①の領域
2. ②の領域
3. ③の領域
4. ④の領域

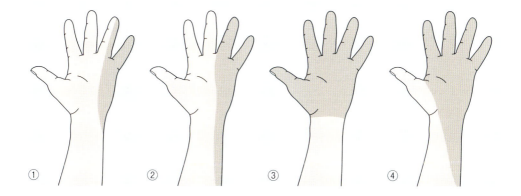

> **ヒント**
> 肘での圧迫が増悪因子であり，手の平から水がもれるのは，手指の内転障害である。
> また，小指のしびれでは，環指での尺側と橈側の境界に着目すべき。

解 説

　50歳代で，大工でノコギリ作業は日常的に行っている背景があり，洗顔時の右手から水がこぼれることから，第2～5指の内転障害が示唆される。第2～5指を内転する運動は尺骨神経支配である。尺骨神経支配である母指内転筋障害のため，母指を含めた手指を伸展させ，母指と示指の間で紙を挟んでもらい，紙が抜けるかどうかで筋力を調べると簡単に抜けてしまう。また，肘を屈曲してしびれが増強する点は肘屈曲テストが陽性を意味し，右小指の感覚障害より肘部管での尺骨神経障害と考えられる。

　肘部管での尺骨神経障害による感覚障害は，C8神経根障害の感覚支配域に似ているが，掌側の小指と環指尺側の感覚障害，背側では上記2指の背側から手背尺側1/3の感覚低下を認める。また，前腕中枢側の感覚障害は手関節皮線より6cmを超えない。

解 答

A1 この疾患で見られる所見はどれか？

1. **Phalen 徴候** ×
   手首を1分間90度に屈曲させたまま我慢してもらうと第1指から第4指のしびれが増強した場合陽性とされ，手根管症候群に対して＋LRは1.3，－LRは0.7程度（**図1**）。

2. **Tinel 様徴候** ×
   手首の掌側中央部付近を検者の指先やハンマーで叩打すると第1指から第4指にびりびりした感覚が誘発された場合陽性とされているが，手根管症候群に対して＋LRは1.4，－LRは0.8程度（**図2**）。

図1　Phalen 徴候

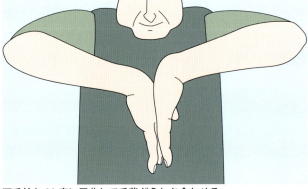

両手首を90度に屈曲して手背どうしを合わせる．

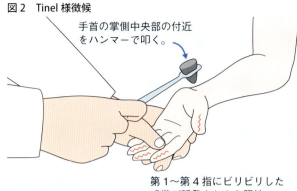

図2　Tinel 様徴候
手首の掌側中央部の付近をハンマーで叩く。
第1～第4指にビリビリした感覚が誘発されたら陽性。

3. Fromant 徴候 ……………………………………………………………… ○

母指・示指で紙を強くつまんだ時に，尺骨神経障害があると母指内転筋の筋力低下のため，紙を強く挟めないため，代償的に正中神経支配の長母指屈筋が働くため，図3のように母指指節間関節が屈曲する[2]。

4. 示指過伸展テスト ……………………………………………………… ×

前腕回外位で示指を強く過伸展して痛みが生じるかを診るテストで，正中神経を牽引するテストであり（図4），手根管症候群における正中神経障害で認められる。

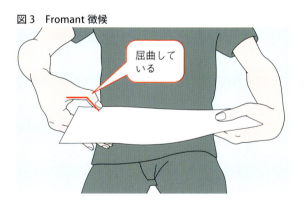

図3　Fromant 徴候
屈曲している

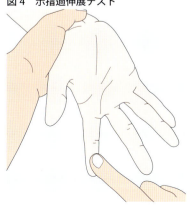

図4　示指過伸展テスト

A2 この症例で予測される感覚障害の分布はどれか？

1. **①の領域** ··· ○
   尺側の障害ではあるが，環指の橈側と尺側に感覚の差異があり，前腕の中枢側の感覚障害が手関節皮線より 6cm 以内である点から尺骨神経障害が示唆される感覚障害の分布である（図5）。

2. **②の領域** ··· ×
   尺側の障害で，自覚的には小指に一番しびれを自覚していても，環指までしびれが及んでおり，環指での橈側と尺側の感覚の差異がない。また前腕の中枢側の感覚障害が手関節皮線より 6cm 以上中枢側に広がっている点から，C8 神経根症の障害による感覚障害の分布である（図6）。

図5 ①の領域

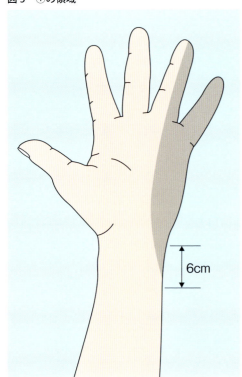

図6 ②の領域

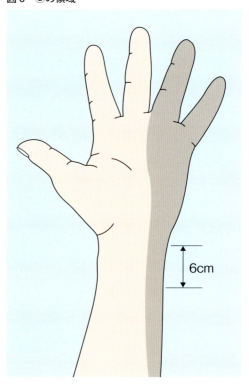

3. ③の領域 ✕

環指での橈側と尺側の感覚の差異がなく，手指全指に感覚障害が及んでいることから，末梢神経の障害ではなく，複数の神経根領域の障害が示唆される。C4-5の脊髄症で見られる分布である（図7）。

4. ④の領域 ✕

環指での橈側と尺側の感覚の差異がなく，母指を含まない尺側の2〜4指に感覚障害が及んでいることから，末梢神経の障害ではなく，複数の神経根領域の障害が示唆される。C5-6の脊髄症で見られる分布である（図8）。

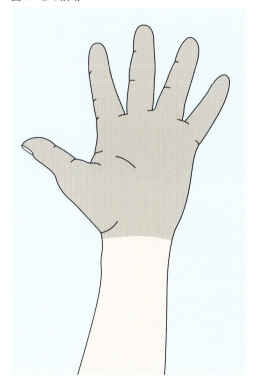

図7 ③の領域

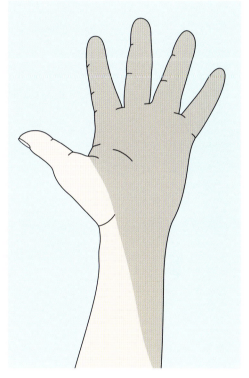

図8 ④の領域

> **ポイント**
>
> 尺骨神経障害では，環指の尺側と橈側で感覚障害の解離があり，第2〜5指の内転障害によるフロマン徴候，母指内転筋障害を認める。

文献

1) D'Arcy CA: The rational clinical examination. Does this patient have carpal tunnel syndrome?. JAMA 2000; 283: 3110-3117.
2) Elhassan B: Entrapment neuropathy of the ulnar nerve. J Am Acad Orthop Surg. 2007; 15: 672-681.

Supplement 2　感覚障害マップ

感覚障害の領域を同定したら，どの神経支配なのかを確かめた上で感覚障害マップを用意しておくとよい。

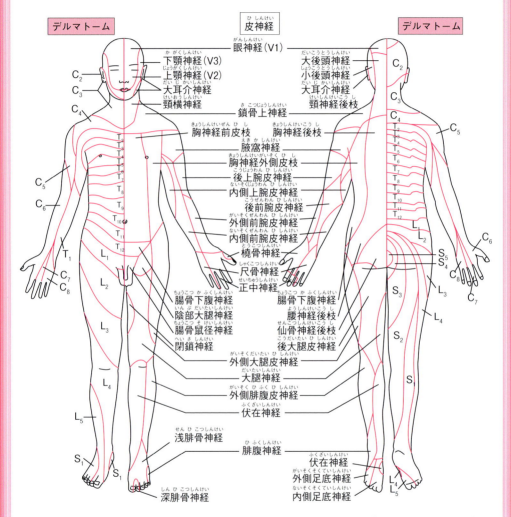

（木山博資，遠山正彌（編）：人体の解剖生理学 第2版．2016，金芳堂，p138より転載）

3 垂れ手

61歳，男性。

昨日は遅くまで友人と飲酒，帰宅後ソファーで寝てしまい，翌朝起床すると右手に力が入らず内科外来を受診。ビリビリ感はほとんどなく，力が入らず手首の背屈ができない状態である。

Q 鑑別診断に有用な神経診察は次の中でどれか？

1. 僧帽筋の筋力
2. 三角筋の筋力
3. 上腕二頭筋の筋力
4. 腕橈骨筋の筋力

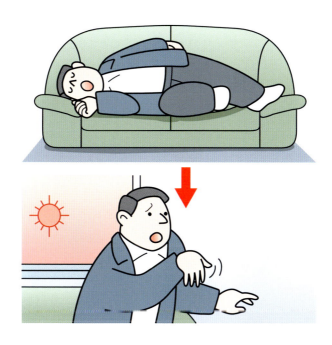

ヒント 橈骨神経麻痺による垂れ手を疑う。

解説

　上腕外側に橈骨神経が走行しているため，機械的圧迫を受けやすい。手首と手指の伸筋が障害され，「垂れ手」を呈する。橈骨神経麻痺では，主体は運動麻痺で，感覚障害に関しては，手背の母指と示指の軽度の感覚低下を認めるのみである。「垂れ手」は，橈骨神経麻痺だけでなく，大脳の限局性病変での偽性橈骨神経麻痺，鉛中毒，第7頸髄神経根障害などが知られている。

　大脳の限局性病変での偽性橈骨神経麻痺と末梢性橈骨神経麻痺の鑑別は，図1に示すように拳を強く握るように指示するとよい。大脳限局性病変では，連合運動が生じ手首は背屈する。末梢性橈骨神経麻痺では，この連合運動が末梢には伝わらないため，手首はかえって掌屈してしまう。拳を握って背屈するようなら，その「垂れ手」は中枢性となる。

　鉛中毒の「垂れ手」も有名であるが，鉛中毒では総指伸筋のみ障害が目立ち，第2，5指の伸展可能となり，「角を作る手」と知られている肢位をとる。

　この設問では，手首と手指の伸筋以外に，上腕外側での圧迫による橈骨神経麻痺に合併する他の筋力低下を問うている。特に第7頸髄神経根障害と橈骨神経麻痺は，鑑別上で重要とされる。あわせて，僧帽筋から上肢の主な筋の徒手筋力テストのやり方を解説する。

図1　大脳の限局性病変での偽性橈骨神経麻痺と末梢性橈骨神経麻痺の鑑別

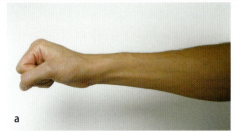

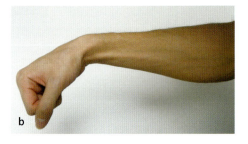

a. 大脳の限局性病変での偽性橈骨神経麻痺　拳は背屈している
b. 末梢性橈骨神経麻痺　拳は背屈せず掌屈している

解答

A 鑑別診断に有用な神経診察は次の中でどれか？

1. **僧帽筋の筋力** ……………………………………………………………… ×
   肩を上方に上げさせ，検者は上からこれに抵抗するように力を入れる。C3〜4支配の筋肉である（図2）。

2. **三角筋の筋力** ……………………………………………………………… ×
   上肢を水平に外転挙上させ，患者は，検者の下方への力に抵抗するように上方に力を入れてもらう。神経根レベルとしてはC5の障害を反映する（図3）。

3. **上腕二頭筋の筋力** ………………………………………………………… ×
   前腕を回外して肘を屈曲させ，力こぶをつくるように力を入れてもらう。神経根レベルとしてはC6の障害を反映する（図4）。

4. **腕橈骨筋の筋力** …………………………………………………………… ○
   前腕を回内回外中間位で肘を屈曲させるように力を入れてもらう。神経根レベルはC6である（図5）。

   腕橈骨筋は，上腕外側を通る橈骨神経の支配を受けているため，その部位での圧迫では筋力低下が起こる。神経根レベルC7の障害で起こる「垂れ手」では，神経根レベルがC6である腕橈骨筋は侵されない。よって，腕橈骨筋の筋力検査は，第7頸髄神経根障害による「垂れ手」と橈骨神経麻痺の鑑別に有用である。

   〈補足〉**上腕三頭筋の筋力**
   前腕を回内させ肘を90度屈曲させた状態から肘を伸展するように力を入れてもらう。神経根レベルとしてはC7の障害を反映する（図6）。

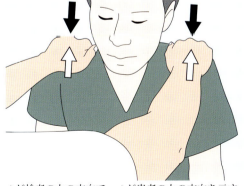

図2 僧帽筋の筋力

➡が検者の力の方向で，⇨が患者の力の方向を示す。
肩をすくめるように肩を上方に上げさせる。

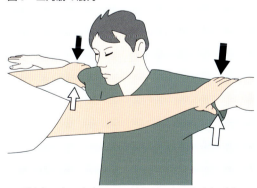

図3 三角筋の筋力

➡が検者の力の方向で，⇨が患者の力の方向を示す。
上腕を水平にして外転挙上する。

図4 上腕二頭筋の筋力

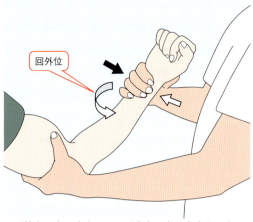

➡が検者の力の方向で，⇨が患者の力の方向を示す．
前腕を回外して肘を圧曲する．

図5 腕橈骨筋の筋力

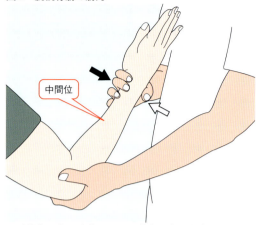

➡が検者の力の方向で，⇨が患者の力の方向を示す．
母指を患者側の鼻に向かって肘を圧曲する．

図6 上腕三頭筋の筋力

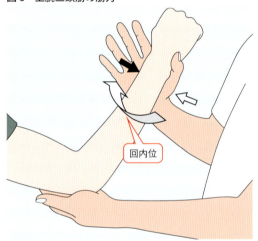

➡が検者の力の方向で，⇨が患者の力の方向を示す．
前腕を回内させ肘を90度屈曲させた状態から伸展させる．

ポイント

　よくある橈骨神経麻痺ではあるが，似て非なる第7頸髄神経根症や脳血管障害の鑑別方法を知っておく必要がある．

文献

1) 田中靖久：頸部神経根症による drop fingers. 脊椎脊髄 2005; 18: 578-583.

4 肩甲骨が痛い

45歳，男性。

1カ月前から，左肩上部付近の痛みを自覚。1週間前から左母指のびりびりとしたしびれを強く自覚し，後屈で増悪した。改善がないため外来受診した。

Q この症例を診断するために，最も有効な神経診察はどれか？

1. 上腕二頭筋反射
2. 腕橈骨筋反射
3. 上腕三頭筋反射
4. Hoffmann 反射

図1

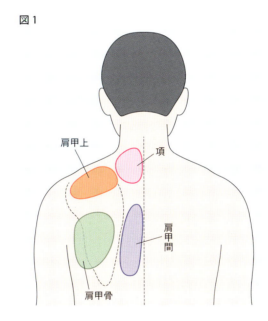

ヒント 最もしびれのある母指の神経根支配は，C6 である。

解説

　神経根症は，図1に示すように片側の項，肩甲上，肩甲間，肩甲骨のいずれかの痛みで発症することがある。逆にいえば，上記の部位の痛みが先行しない，もしくは同時に発症していなければ神経根症は否定的である。神経根症の上記部位の痛みは，平均して1カ月ほど前に先行するとされている。

　この症例は，肩甲上部の痛みで発症しており，C5もしくはC6の神経根症による痛みが疑われえる（図2）。肩甲間部は，C7もしくはC8，肩甲骨部はC8の神経根症による痛みとされる（図2）。また，指のしびれは，複数の指がしびれているのが普通であるため，解剖学的診断には一番しびれる指を同定することが有効とされている。最もしびれを感じる指が，母指ならC6，示指・中指ならC7，小指ならC8の神経根症を反映するとされている。以上よりこの症例はC6神経根症が最も疑わしい。

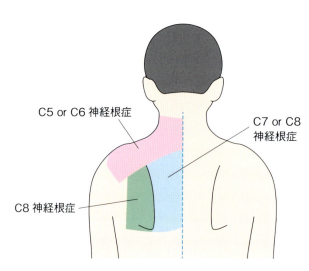

図2

解 答

A この症例を診断するために，最も有効な神経診察はどれか？

1. **上腕二頭筋反射** ………………………………………………………… ✕

   坐位では，検者の上に患者の腕を置いてもらい，肘の伸側で上腕二頭筋の腱を探した後，そこに検者の母指を当てて，その上からハンマーで叩く（図3）。正常の場合は，上腕二頭筋が収縮するため，肘が屈曲する。神経根レベルとしてはC5の障害を反映する。

2. **腕橈骨筋反射** ………………………………………………………… ◯

   坐位では，患者の上肢を膝の上に力を抜いて置いてもらい，手首より3横指上方を軽くハンマーで叩く（図4）。正常の場合は，肘が屈曲する。神経根レベルとしてはC6の障害を反映する。

3. **上腕三頭筋反射** ………………………………………………………… ✕

   坐位では，図のように軽く患者の腕を検者が持ち，肘を60度ほど屈曲させた状態で，肘頭から3横指上方をハンマーで叩く（図5）。正常の場合は，前腕が伸展する。神経根レベルとしてはC7の障害を反映する。

4. **Hoffmann反射** ………………………………………………………… ✕

   患者の患側の中手指指節間関節を伸ばして，患者の中指の爪を検者の母指で掌側にすばやく弾く（図6）。母指が内転した場合を亢進とし，C8より上位の錐体路障害を意味する。

図3 上腕二頭筋腱反射

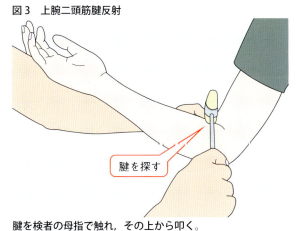

腱を検者の母指で触れ，その上から叩く。

図4 腕橈骨筋腱反射

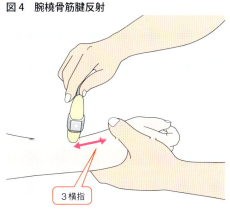

手首から3横指上方を叩く。

図5 上腕三頭筋腱反射

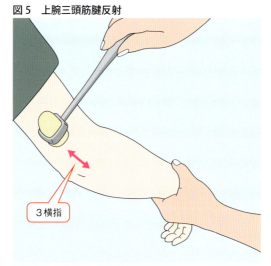

3横指

肘頭から3横指上方を叩く。

図6 Hoffmann反射

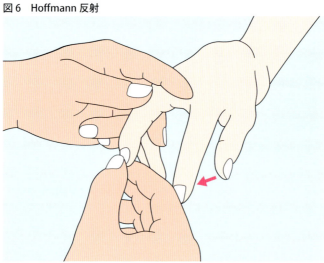

中指の爪をすばやく弾くと，母指が矢印の方向に内転する。

> **ポイント**
> 　頸部痛に続く，上肢のしびれは頸椎神経根症を示唆する。神経根症のレベル診断には深部腱反射を上手に使う。

文献

1) 田中靖久：中下位頸椎の症候．脊椎脊髄 2005; 18: 408-415.
2) 田中靖久：頸椎症由来の頸部痛．医学のあゆみ 2008; 226: 1097-1100.

5 垂れ足

76歳，女性。

13:30，昼寝をしようとこたつの中で寝た。18:00頃娘の電話で目を覚ますと，左足に力が入らず，歩行するとつま先が垂れてしまい，左足指指先がびりびりとしびれていることを自覚し受診。

Q 診断に有用な神経診察は何か？

1. 腸腰筋の筋力
2. 大腿四頭筋の筋力
3. 前脛骨筋の筋力
4. 腓腹筋の筋力

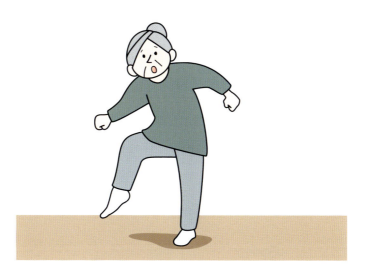

ヒント 圧迫されやすい場所を通る神経は？

解 説

　ふとんやベッドではない環境で睡眠を取った後，長時間膝を組んだままにした後，不良肢位のままの手術後，ギプス固定後などに生じた一側の下肢の筋力低下で，歩行時，麻痺側の膝を高く上げて歩き，その際足が下垂している場合は，総腓骨神経障害を考える。総腓骨神経は，大腿二頭筋長頭の内側縁にそって下り，腓骨頭を回った下腿前面にでてくる．総腓骨神経障害の原因として，腓骨頭での圧迫が最も多い．総腓骨神経障害では，支配筋である前脛骨筋の限局した筋力低下が起こるため，徒手筋力テストによる確認が必要である。また，感覚障害も図1に示すような領域で生じる．

　鑑別診断としては，L5神経根障害による垂れ足が挙げられる．L5神経根障害では，感覚障害の領域もほぼ同じ領域のため鑑別に苦慮するが，L5神経根障害では，腰痛，坐骨神経痛が通常先行する点でまず鑑別される。また，神経診察では，足首の内反，いわゆる後脛骨筋の筋力低下はL5神経根支配のため，総腓骨神経障害では起こらない。

図1

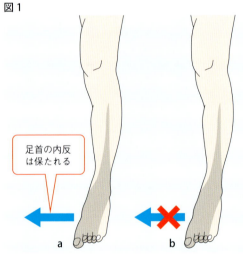

a．総腓骨神経麻痺，b．L5神経根障害

解 答

A 診断に有用な神経診察は何か？

1. **腸腰筋の筋力** ………………………………………………………… ×
   仰臥位で股関節と膝関節を90度に屈曲させ，検者は大腿部の下に押し下げるように力を入れ，患者は股関節を屈曲させるような力を入れさせる。L2～3の支配筋である（図2）。

2. **大腿四頭筋の筋力** …………………………………………………… ×
   仰臥位で，患者に蹴るような力を入れてもらい下肢を伸展させる。検者は，それに抵抗するように下方に力を入れる。L2～4の支配筋である（図3）。

3. **前脛骨筋の筋力** ……………………………………………………… ○
   患者は足関節を内反位（うちまた）にして背屈するように力を入れてもらい，検者は，下方向に力を加える。L4～S1の支配筋である。（図4）。

4. **腓腹筋の筋力** ………………………………………………………… ×
   仰臥位で，検者は踵の下に手を置き，患者にアクセルを踏むように足を背屈する力を入れてもらう。検者はその力に逆らうように，上方向に力を入れる。S1～2の支配筋である（図5）。

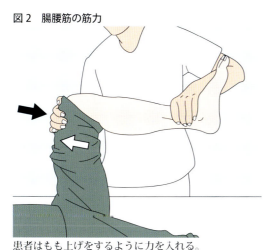

図2 腸腰筋の筋力

患者はもも上げをするように力を入れる。
➡が検者の力の方向で，⇨が患者の力の方向を示す。

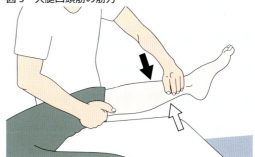

図3 大腿四頭筋の筋力

患者は膝下を蹴るように力を入れる。
➡が検者の力の方向で，⇨が患者の力の方向を示す。

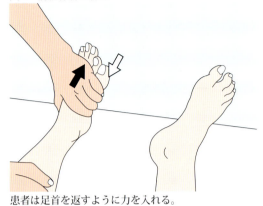

図4 前脛骨筋の筋力

患者は足首を返すように力を入れる。
➡が検者の力の方向で，⇨が患者の力の方向を示す。

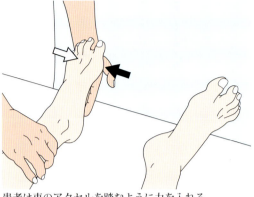

図5 腓腹筋の筋力

患者は車のアクセルを踏むように力を入れる。
➡が検者の力の方向で，⇨が患者の力の方向を示す。

> **ポイント**
> 　不自然な肢位を長時間とった後に生じた一側の垂れ足は，総腓骨神経障害である。

文献

村田景一：下肢の絞扼性末梢神経障害．脊椎脊髄 2011; 24: 529-535.

6 両下肢のしびれ

75歳,男性。

数カ月前から,長い距離を歩くと,両下肢痛のため坐位になっての休息が必要となった。また同時期より,両下肢のびりびりとした異常感覚を自覚するようになった。

Q この症例の診断に有用な反射はどれか？

1. 膝蓋腱反射
2. アキレス腱反射
3. 大腿内転筋反射
4. 挙睾筋反射

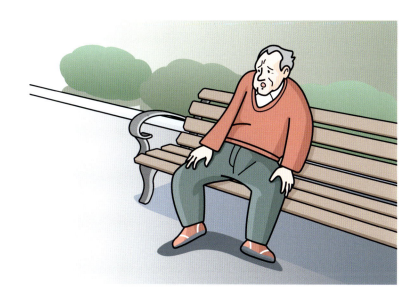

ヒント 間欠性跛行で,坐位での休息で改善するのは末梢動脈硬化症ではない。

解説

　長い距離を歩くと，両下肢痛のため坐位になっての休息を必要とすることを間欠性跛行という。閉塞性動脈硬化症などによる血管性の間欠性跛行は，立ったままでの休息で改善するが，馬尾性間欠性跛行は，坐位姿勢を取る必要がある。腰椎伸展姿勢での脊柱管狭小化が，屈曲姿勢で改善するからとされる。

　この症例は馬尾性間欠性跛行と考えられ，両下肢の異常感覚を合併している点から馬尾症候群と思われる。馬尾症候群は，L2以下で神経根の障害がある。逆にいうとL2より上位に症状がある場合は，馬尾症候群は否定できる。L2以下が障害されるため，感覚障害は下腿外側，足部，会陰部に及ぶ。筋力は，L4〜S1の支配である前脛骨筋，S1〜S2の支配である下腿三頭筋が障害されることが多い。深部腱反射は，アキレス腱反射は確実に低下もしくは消失することになる。

解答

A　この症例の診断に有用な反射はどれか？

1. 膝蓋腱反射 ……………………………………………………△

坐位では，足が床から離れるようにベッドに深く腰掛けてもらい，下肢の力が抜けた状態にしてもらい，膝蓋骨の下で最もくぼんだところにある膝蓋腱をハンマーで叩く。深部腱反射が正常に誘発されれば，下肢はすばやく伸展する（図1）。腱反射が出にくい場合は，図2のように両手を組んでもらい，ハンマーで叩く瞬間，両手を左右に「ぎゅっと」引っ張ってもらうよう指示すると腱反射が出やすくなる。この方法で腱反射が誘発されない場合は腱反射消失と考えてよい。臥位では，両下肢を揃えて約60度に屈曲させ，坐位と同様に膝蓋腱をハンマーで叩く（図3）。下肢の屈曲位が自力で困難な場合は，検者が膝裏から手を添え，ささえるようにして行う。膝蓋腱反射の反射弓はL3〜L4とされる。

2. アキレス腱反射 ……………………………………………………○

仰臥位で，検査する足をもう一方の下肢の上にのせ，足首を軽く背屈させながら，アキレス腱をハンマーで叩く（図4）。この方法で判定が困難である場合，患者がベッドの上で跪く姿勢をとれるようなら，図5のようにベッドの端から足だけを出してもらい，足首をやはり軽く背屈させながらアキレス腱をハンマーで叩く。この方法でもアキレス腱反射が誘発されないようなら，腱反射消失と考えて良い。アキレス腱反射の反射弓は，S1〜S2とされる。最も下位のL5/S1での椎間板ヘルニアの障害であったとしても，それより下位の反射弓をもつアキレス腱反射は確実に低下もしく

は消失する。膝蓋腱反射，大腿内転筋反射は障害のレベルによっては馬尾症候群として保たれる場合がある。

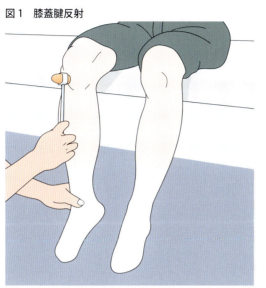

図1　膝蓋腱反射

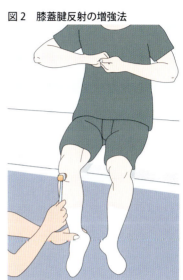

図2　膝蓋腱反射の増強法

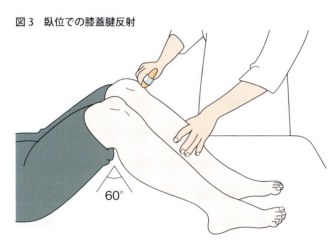

図3　臥位での膝蓋腱反射

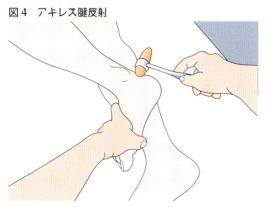

図4　アキレス腱反射

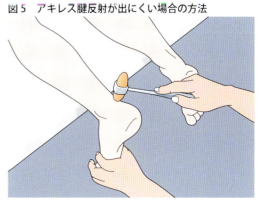

図5　アキレス腱反射が出にくい場合の方法

3. **大腿内転筋反射** ……………………………………………………△

下肢を軽く外旋させ，膝の内側に検者の手を置き，その上からハンマーで叩くと，大腿が内旋する反射である（図6）。健常者では出にくい反射であるため，左右差があるときに意義がある。閉鎖孔ヘルニアでは，ヘルニア側の大腿内転筋反射が低下もしくは消失することが知られている。反射弓は，L3～L4とされる。

4. **挙睾筋反射** …………………………………………………………×

大腿内側部を上（青矢印）から下にピンでこすると，精巣挙筋の収縮がおこり睾丸が挙上する（白矢印）（図7）。睾丸捻転ではこの反射が消失するが，精巣上体炎の場合は，保たれることで知られている。反射弓は，L1～L2とされる。

図6　大腿内転筋反射

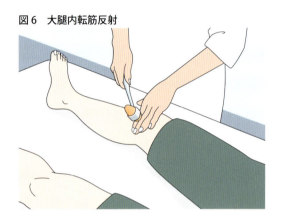

図7　挙睾筋反射

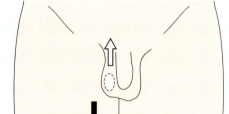

> **ポイント**
>
> 坐位での休息で改善する間欠性跛行と，両下肢のL2以下のしびれとアキレス腱反射の低下から消失をみたら馬尾症候群を疑う。

文献

安藤哲朗：脊髄円錐上部，円錐，馬尾障害の症候学．神経内科．1998; 49: 1-6.

パート2
脊髄

7 腕全体がしびれる

70歳男性。

2カ月前から右上肢から手のビリビリしたしびれを自覚。しびれは頸部の後屈動作で悪化する。経過中，頸部痛はなかった。前医でC5-6の脊髄症を指摘されていた。

Q この症例で認められる感覚障害の分布はどれか？

1. ①の領域
2. ②の領域
3. ③の領域
4. ④の領域

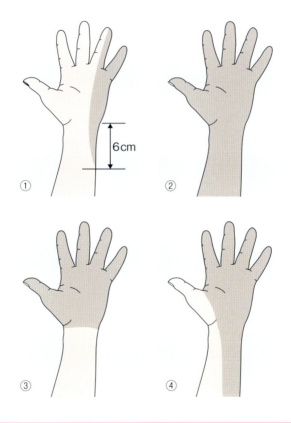

ヒント 神経根症でないとすると？

解説

　頸部痛が先行もしくは同時に存在していなければ，上肢のしびれは，脊髄症か絞扼性末梢神経障害を疑うべきである。

　絞扼性末梢神経障害のしびれは，環指の橈側と尺側に症状の差があるようなら，手根管症候群における正中神経麻痺か肘部管症候群における尺骨神経麻痺の可能性がでてくる。前腕の中枢側の感覚障害が広がることはあるが，手関節皮線より6cm以内である点が頸椎由来上のしびれとの鑑別点である。頸椎の後屈運動でしびれが増強するようなら，そのしびれは頸椎由来と考えて良いであろう。

　脊髄症は，灰白質と白質の2種類の症状がある。手のしびれは灰白質の症状とされ，複数の神経根に及ぶ範囲の感覚障害が出現する。病変が進行すると白質由来の下肢痙性などの錐体路症状が出現してくる。この症例は，頸部痛がなく，後屈で悪化する複数の神経根に及ぶ範囲のしびれを訴えているため脊髄症と考えられる。また，上肢の感覚障害の分布が，髄節性の筋力低下や腱反射よりも脊髄症の高位診断には信頼性が高いとされる。

解答

A この症例で認められる感覚障害の分布はどれか？

1. **①の領域** ✕
   尺側の障害ではあるが，環指の橈側と尺側に感覚の差異があり，前腕の中枢側の感覚障害が手関節皮線より6cm以内である点から尺骨神経障害が示唆される感覚障害の分布である。

2. **②の領域** ✕
   一側上肢全体の感覚障害から，C3-4の脊髄症で見られる分布である。

3. **③の領域** ✕
   手指5指に感覚障害が及んでいることから，末梢皮神経の障害や単一の神経根障害ではなく，C4-5の脊髄症で見られる分布である。

4. **④の領域** ◯
   環指での橈側と尺側の感覚の差異がなく，母指を含まない尺側の2～4指に感覚障害が及んでいることから，末梢皮神経の障害や単一の神経根障害ではなく，C5-6椎間の脊髄症で見られる分布である。

> **ポイント**
>
> 　頸部痛がなく，後屈で悪化する複数の神経根に及ぶ範囲のしびれを訴えている場合は脊髄症を疑う．

文献

1) 田中靖久：中下位頸椎の症候．脊椎脊髄 2005; 18: 408-415.
2) 星野亜都司：頸部脊髄症の神経学的高位診断チャートの EBM は？．脊椎脊髄　2006;19:1002-1005.

Supplement 3　頸髄障害による知覚障害の分布

頸髄障害による知覚障害の分布を示す．知覚障害の領域から病巣の高位診断が可能である．

罹患椎間高位	C3/4	C4/5	C5/6	C6/7
知覚障害の領域				

文献
星野亜都司：頸部脊髄症の神経学的高位診断チャートの EBM は？．脊椎脊髄　2006;19: 1002-1005.

8 顔を洗う時にふらつく

56歳男性。

1カ月前,両足指すべての先端にびりびりしたしびれを自覚するようになった。触っても指先の感覚もにぶく,徐々に膝付近までしびれが広がり,サンダルを履いている感覚もなくなってきた。また,顔を洗う時ふらついてしまい,転倒しそうになる。既往歴として10年前に胃潰瘍で胃全摘術を受けている。

Q この症例で正しい神経診察所見はどれか？

1. Romberg 徴候陰性
2. 位置覚の障害はない
3. 振動覚が低下する
4. 振動覚の障害はない

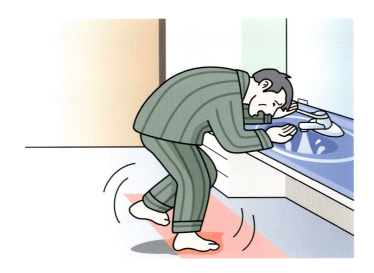

ヒント 胃全摘術後に不足するビタミンは？

解説

　両下肢の異常感覚と触覚の低下が示唆され，洗面でのふらつきが増強することから表在感覚と深部感覚障害の両者があることがわかる。胃全摘術後10年経過していることからビタミンB12欠乏による亜急性連合性脊髄変性症が疑われる。亜急性連合性脊髄変性症は，下部頸髄から上部胸髄の後索から病変が始まり，側索・前索に伸展していく（図1）。後索の症状として，触覚の低下，深部感覚障害で始まり，側索に及ぶと痙性が出現し，錐体路徴候や深部腱反射の亢進も出現してくる。ただし，末梢神経障害の合併することがあり，その際は深部腱反射が低下もしくは消失することもある。

図1

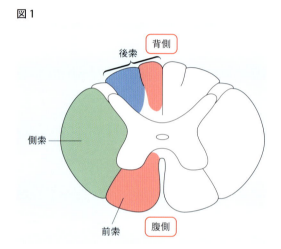

解答

A この症例で正しい神経診察所見はどれか？

1. **Romberg徴候陰性** ··· ✗
   両足を揃えて立ち，両手を前方に伸ばし閉眼すると（図2），ふらつきが増強し，ついに倒れかけてしまう場合を陽性とする。閉眼による視覚入力の遮断をすると下肢の深部感覚障害や迷路性の平衡感覚障害がある場合陽性となる。開眼したまま倒れかけてしまう場合はRomberg徴候陽性とは言わない。この症例では，洗面で閉眼すると倒れそうになるという病歴からはRomberg徴候は陽性となるはずである。

2. **位置覚の障害がない** ··· ✗
   深部感覚の中で，関節がどんな位置にあるかを伝える経路は脊髄後索を通る。位置覚の検査は，最も障害されやすい足の母指で行う。まず，患者の

図2

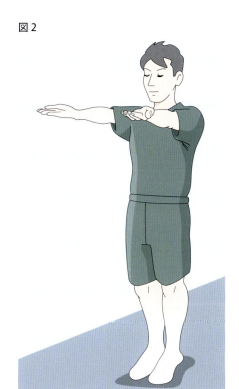

足の母指を検者の母指と示指で側面からつまみ，まずは，患者に開眼した状態で，母指を背屈した場合を「上」（図3a），底屈した場合を「下」とするよう，患者に確認させる（図3b）。続いて患者に閉眼してもらい，検者が最初は大きく患者の母指を上下に動かし，患者に「上」「下」を答えてもらう。徐々に屈曲底屈の大きさを小さくしていき，同様に「上」「下」を答えてもらう。一度だけだと偶然正解してしまうこともあるため，何回か繰り返して，答えに再現性があるか確認していく。

図3

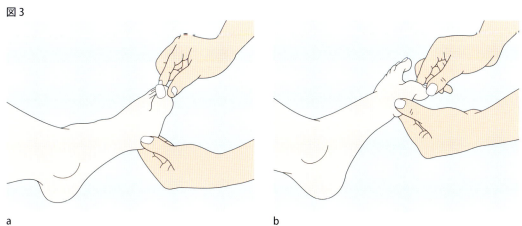

a　　　　　　　　　　　　　　　　　　b

3. 振動覚が低下する ……………………………………………………○

深部感覚の中で，振動覚の経路も脊髄後索を通る。この症例では，深部感覚障害を疑われているため，振動覚も低下する。振動覚のみかたは，まずは胸骨に振動した音叉を当て，「ぶるぶる」としたふるえを感じるかどうか患者に確認する。「ぶるぶる」としたふるえを感じることができたら，この振動を手足で確かめていくことを説明し，検査を開始する。図4のように，患者の爪の上に振動した音叉を置き，検者は指腹側に検者の指を当てて伝わってくる振動を確認する。振動を感じなくなったら，「感じなくなった」と答えるよう指示しておく。検者が振動を感じているにもかかわらず，患者が振動を「感じなくなった」と言ったら振動覚低下と判断する。

4. 振動覚の障害がない ……………………………………………………×

解答3に説明したように，この症例では振動覚の障害があるはずである。

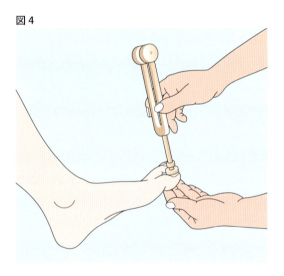

図4

ポイント

洗面現象を認めた場合は，深部感覚障害を疑い，Romberg徴候と位置覚，振動覚を検索する。

文献

1) 田口朋広：ビタミンB12欠乏と亜急性連合性脊髄変性症. 神経内科 2004; 61: 329-333.

パート3
脳神経

9 視野が欠ける

68歳男性。

心房細動を指摘されるも放置していたが，仕事中突然，視野の見えにくさを自覚したため受診した。頭部 CT で図1に示す範囲の梗塞を認めた。

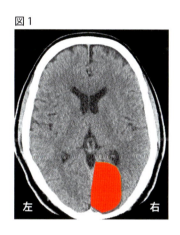

図1

Q 対座法で認められる視野欠損はどれか？（患者側から見た視野）

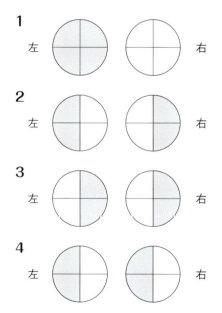

ヒント 視野は，交叉する経路と交叉しない経路がある。

解 説

　ベッドサイドでの視野検査は，対座法で行う。**図2**のように膝がつくかつかない程度の距離で向かいあって座る。患者に片眼を隠してもらい，検者も患者に隠してもらった側に対向する自分の眼を隠して行う。検査の指標物としては，赤いペンの先を用い，4つの視野についてそれぞれ検査をしていく。**図3a**に示すように，患者の右眼から始めた場合は，耳側上方からまず行う。視野から指標物が外れるように検者は左手を動かし，患者が見えなくなるポイントを確認し，次に視野の外から中心に向けた指標物を動かして，見えるようになったポイントを確認し，患者の視野を検者の視野と同じかどうか検査する。検査中，患者には検者の眼を凝視してもらい，視線をそらさないよう指示する。同様の方法で耳側下方を検査する（**図3b**）。次に**図4**に示すように検者は自分の眼を隠す手を交換し，左手で右眼を隠す。検者は，今度は右手で指標物を動かし，鼻側上方，鼻側下方を検査していく。

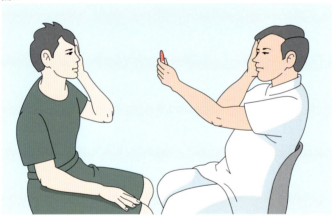

図2

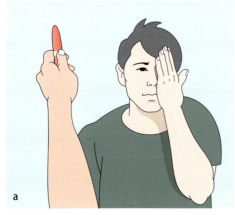

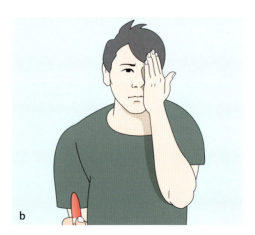

図3

a　　　　　　　　　　　　　　　　b

図4

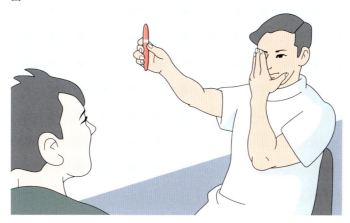

解 答

A 対座法で認められる視野欠損はどれか？

図5は患者側から見た左半側の視覚の経路を赤色，右半側の視覚の経路を青色で表している。この解剖を理解すると，視野の異常からどの部位の障害かがわかってくる。

1. ....×

　右眼の全視野に異常がなく，左眼の耳側，鼻側に両方に視野欠損があることから，図5の1の部位での障害である。視神経障害で見られる。

図5

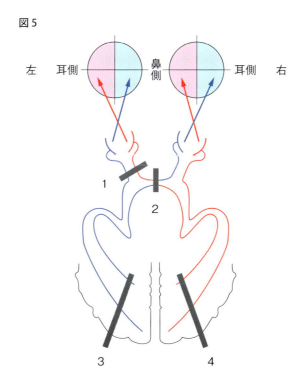

2. ･･･ ✕

両眼のそれぞれの，耳側の視野欠損を認める。両耳側半盲と言われ，図5の2の部位である視交叉の障害である。下垂体腫瘍などによる下垂体病変で見られる。

3. ･･･ ✕

左眼の鼻側，右眼の耳側の視野欠損を認める。右同名半盲と言われ，図5の3の部位での障害である。左の視放線から後頭葉病変で見られる。

4. ･･･ ◯

左眼の耳側，右眼の鼻側の視野欠損を認める。左同名半盲と言われ，図5の4の部位での障害である。右の視放線から後頭葉病変で見られる。

> **ポイント**
> 「視野が欠ける」が主訴の場合，ベッドサイドの対座法にて解剖学的診断を行えれば，眼科領域なのか，中枢病変なのかを仕分けることで可能である。

10 物が二重に見える

55歳男性。

突然物が二重に見えることに気がついた。近医を受診したところ右動眼神経麻痺を疑われ，救急外来受診を指示され来院した。

Q この症例の動眼神経麻痺が，右内頸動脈－後交通動脈瘤によるとする最も有用な所見はどれか？

1. 右眼に外転障害がある
2. 内下方視時に右眼が回内しない
3. 左眼に上転障害がある
4. 左眼に上転障害がない

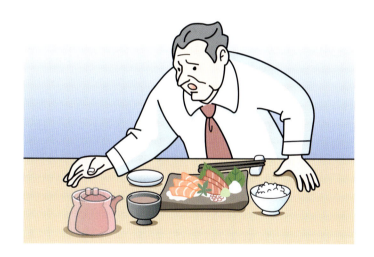

 動脈瘤による動眼神経麻痺は，多くは動眼神経麻痺単独で出現する。

解説

　動眼神経麻痺で発症する症候性未破裂脳動脈瘤では，内頸動脈－後交通動脈瘤がその代表例として知られている。この場合，動眼神経麻痺は，破裂前の警告症状と捉えるべきである。動眼神経麻痺で初発する内頸動脈－後交通動脈瘤は，内頸動脈－後交通動脈瘤全体の9〜34%とされ，見逃せない徴候である。内眼筋麻痺による瞳孔不同を伴う完全麻痺が多いが，内眼筋麻痺を伴う，いわゆるpupillary sparingを呈する場合もあり，瞳孔不同がないからと言って安心はできない。また，動眼神経麻痺で発症する症候性未破裂脳動脈瘤では眼痛を伴うと思われがちであるが，その頻度は10%程度とされ，眼痛がないだけでは内頸動脈－後交通動脈瘤を否定できない。動眼神経麻痺の特徴を把握し，総合的判断が必要である。

解答

A　この症例の動眼神経麻痺が，右内頸動脈－後交通動脈瘤によるとする最も有用な所見はどれか？

　眼球運動の診察方法は，図1に示すように患者から30cmほどの距離で目標物を動かして図2に示すように「H」の文字を描くように診察する。まず①の方向で右方視させ，右眼の外転（外転神経支配の外直筋）と左眼の内転（動眼神経支配の内直筋）を視る。図に示すように右眼の虹彩で眼球結膜が隠れれば正常，左眼は瞳孔の内縁が涙点のラインに達すれば正常と判断する。続いて②の方向に右方視のまま上転（右は動眼神経支配の上直筋，左は動眼神経支配の下斜筋）させる。内・外眼角を結ぶラインより左右の眼の虹彩下縁が上方に達すれば正常である。次に，③の方向に右方視のまま下転させ，上転の時と同じように内・外眼角を結ぶラインより左右の眼の虹彩上縁が下方に達すれば正常である。右眼の下転は動眼神経支配の下直筋，左眼の下転は滑車神経支配の上斜筋が担っている。同じように④の方向で左方視させ，⑤の上転，⑥の下転をさせ眼球運動を診察する。

図1

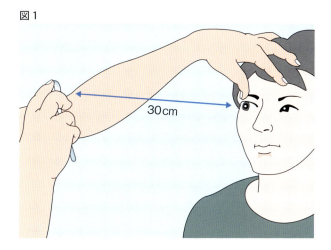

図2

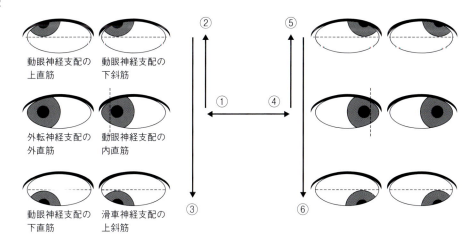

1. 右眼のみに外転障害がある ·· ✕

右眼のみの外転障害より，右外転神経麻痺が示唆される。右動眼神経麻痺と同時に障害を受ける場合は，両方が解剖学的に近くを走行しあう海綿静脈洞や上眼窩裂での障害が疑われる。

2. 内下方視時に右眼が回内しない ·· ✕

動眼神経麻痺がある時に，内転位を取れないので上斜筋の評価が困難であるが，麻痺側を内下方視させると滑車神経麻痺の合併があるかを判定できる。右滑車神経が正常なら上斜筋の作用により，右眼は回旋する。右眼が回旋しない場合は，動眼神経麻痺に滑車神経麻痺が合併していると考えられ，この場合も両方が解剖学的に近くを走行しあう海綿静脈洞や上眼窩裂での障害が疑われる。

3. 左眼に上転障害がある ……………………………………………………………… ✕

眼球の内直筋，下直筋の動眼神経核は，同側の中脳であるが，眼球の上直筋支配の神経核は，対側にあり交叉性支配となっている。したがって，もし右動眼神経麻痺が中脳の障害なら，対側である左側の上直筋障害をきたすことになる。左眼の上転障害を伴った右動眼神経麻痺は中脳実質の障害を示唆し，右内頸動脈－後交通動脈瘤による末梢性の動眼神経麻痺ではない。

4. 左眼に上転障害がない ……………………………………………………………… ◯

3.の解説からすると，対側である左眼の上転障害のない右動眼神経麻痺は，末梢性の障害を示唆する。内頸動脈－後交通動脈瘤では，ほとんどが外転神経麻痺，滑車神経麻痺を伴わない単独の末梢性の動眼神経麻痺となることから，この選択肢が正解となる。

> **ポイント**
> 動眼神経麻痺を見たら，対側の上転障害の有無，同側の外転障害の有無，同側の内下方視での眼の内旋の有無を確認することが解剖学的診断上有用である。

文献

1) 岩田誠：神経症候学を学ぶ人のために．医学書院，東京，2000．
2) 榊原陽太郎：動眼神経麻痺で発症した内頸動脈後交通動脈分岐部動脈瘤—発症から診断までの経緯．臨床眼科．2016; 70: 103-108．

11 顔のしびれ

65歳女性。

本日朝から徐々に左顔面のしびれを自覚し，夕方になると左口角からお茶が漏れるようになったため受診。構音は「パ」行のみ障害されており，難聴，失調，手足の麻痺や感覚障害はない。

Q この症例で認められる神経所見はどれか？

1. 額のしわ寄せに左右差がない
2. 左睫毛徴候陽性
3. 随意的顔面運動と情動的顔面運動が解離している
4. 左顔面の温痛覚が障害されているが触覚は保たれている

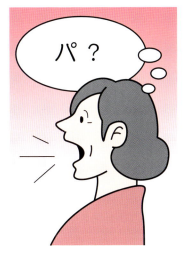
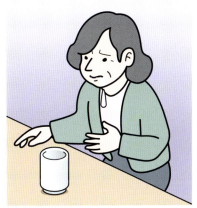

 顔面のしびれを主訴とした場合，感覚障害なのか運動障害なのかを明確にする必要がある。

解説

　口角からお茶が漏れるとの病歴より，この症例は顔面の運動麻痺と思われる。構音障害が口唇音である「パ」行のみで，他の脳神経麻痺や四肢の麻痺，感覚障害，失調を認めないことから末梢性顔面神経麻痺が疑える。患者は運動麻痺を「しびれ」と表現することがあり，感覚障害全般を見る時は，運動麻痺なのか感覚障害なのか明確にしてから，それぞれのアプローチに入るべきである。顔面神経麻痺においては，中枢性と末梢性の鑑別をするための神経診察が必要となる。

解答

A この症例で認められる神経所見はどれか？

1. 額のしわ寄せに左右差がない ……………………………………………… ×

顔筋を構成する前頭筋を検査する時には，図1に示すように検者の指を見つめてもらい，上方に指を動かし，患者には上目遣いをしてもらい額のしわ寄せの左右差を確認する。前頭筋は両側の大脳皮質からの支配を受けているため，中枢性の顔面神経麻痺では，しわ寄せの左右差は生じない。末梢性顔面神経麻痺では，麻痺側にしわが寄らないため，この症例は末梢性顔面神経麻痺が疑われるため，左右差がないのは不正解となる。

2. 左睫毛徴候陽性 ……………………………………………………………… ○

高度な顔面神経麻痺であれば，完全に眼を閉じることができず，兎眼となる。軽度の眼輪筋の筋力低下を評価するには，睫毛徴候を見ればよい。両眼を同時に閉眼するよう患者に指示し，閉眼状態での両側の睫毛の瞼からのはみ出し具合の左右差を見る。軽度の眼輪筋の筋力低下がある側は，閉

図1　額のしわ寄せ

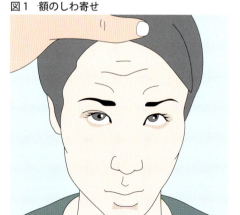

図2　睫毛徴候

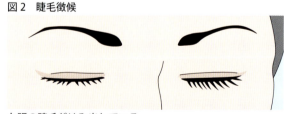

左眼の睫毛がはみ出している。

眼する力が弱いため，睫毛が健側に比べてはみ出して見える（図2）。眼輪筋は大脳皮質からの両側支配を受けていないため，この症例では左睫毛徴候が陽性となる。

3. **随意的顔面運動と情動的顔面運動が解離している** ....×

随意的顔面運動とは，笑い顔を作ろうとして笑った場合の顔面の表情をいい，情動的顔面運動とは，冗談などに反応して自然に笑った場合の顔面の表情をいう。随意的顔面運動は，反対側の中心前回，内包，大脳脚，橋上部の病変で見られ，情動的顔面運動は，視床，島の病変でみられるとされる。中枢性の顔面神経麻痺では，時にこの随意的運動と情動的運動の解離が認められるが，末梢性ではこの解離は認められない[1]。

4. **左顔面の温痛覚が障害されているが触覚は保たれている** ....×

顔面の三叉神経は眼神経である第一枝，上顎神経である第二枝，下顎神経である第三枝に分かれている。それぞれの領域を触覚，温痛覚について診察を行う。触覚は，捻ったティッシュペーパーの先で軽く触れ，それぞれの領域の左右差の有無を確認していく（図3）。3つの神経は三叉神経節で一緒になり，橋の主知覚核を経て，対側の視床に伝わる（図4）。

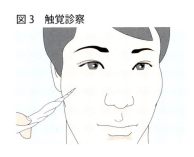

図3　触覚診察

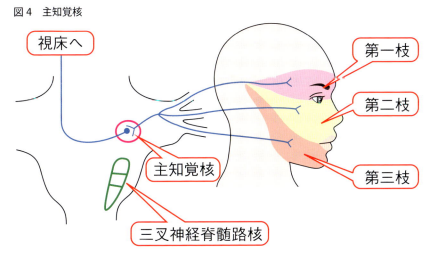

図4　主知覚核

温痛覚については，時間に余裕があるなら痛覚，温度覚をそれぞれ検査すべきであるが，時間がない場合は痛覚で代用することも可能である。アルコール綿のパックの角を利用して，触覚と同様に診察していく（図5）。ただし，温痛覚は，脳幹では主知覚核ではなく，三叉神経脊髄路核を経由して視床につたわる。三叉神経脊髄路核のみが障害されると図6に示すように玉ねぎ状に感覚障害が生じ，触覚が保たれる触覚・温痛覚解離が起こる。したがって，触覚・温痛覚解離は中枢性病変を示唆する。

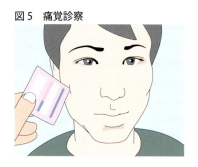

図5 痛覚診察

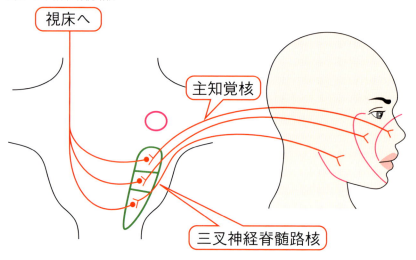

図6 三叉神経脊髄路核

ポイント

軽度の顔面神経麻痺には睫毛徴候が有用である。また，額のしわ寄せは患者に上目づかいをさせると左右差が判断しやすい。

文献

1) 大石実：ニューロ・ロジック 神経診察の基本．メディカル・サイエンス・インターナショナル，東京，2015．

12 ぐるぐる回るめまい part 1

60歳女性。

朝4時にトイレに行こうとして，布団から起き上がって歩きだそうとしたら，時計回りに景色がぐるぐる回るめまいが出現。同時に2度嘔吐した。その場にうずくまると30秒ほどでめまいは消失した。しばらく休んでから，また起き上がって動こうとすると同様の症状が出現するため救急車要請となる。

Q この症例で認められないと思われる所見はどれか？

1. 頭位変換時のみ眼振がある
2. 頭位変換時以外の時も眼振がある
3. Dix-Hallpike試験陽性
4. 歩行可能

ヒント 頭位変換時のみ，1分以内に軽快する回転性めまいとは？

解説

　布団から起き上がって，数秒の潜時後に患者にとって時計回りの回転性めまいが出現し，安静で1分以内におさまり，同様に頭位を変換するときのみ再燃する病歴から，良性発作性頭位めまい症が最も疑わしい。この患者は起き上がった時に時計回りの回転性めまいを自覚していることから後半規管型のBPPVが疑わしい。この場合，眼球の上極が患者の右耳の方向へ向かう回旋性の眼振が出現しているはずである。Dix-Hallpike試験で確認でき得れば，右後半規管型のBPPVと診断できる。BPPVの中には，寝返り時に，潜時をもった回転性めまいを自覚する外側半規管型もある。この場合は，自分で寝返りをすることで自然に耳石が排出され改善してしまうことが多く，病院を受診しない場合もある。

解答

A この症例で認められないと思われる所見はどれか？

1. 頭位変換時のみ眼振がある ×

Benign paroxysmal positional vertigo（良性発作性頭位めまい症：BPPV）では，頭位変換時にのみ眼振が観察される。

2. 頭位変換時以外の時も眼振がある ○

1. で述べたようにBPPVでは，頭位変換時のみ眼振が出現するため，安静時などの頭位変換時以外に眼振が出現している場合は，BPPVではない。

3. Dix-Hallpike試験陽性 ×

BPPVの後半規管型でDix-Hallpike試験が陽性となる。ベッドサイドで簡単にできるDix-Hallpike試験の変法を知っておくと便利である[1]。眼振の診察時には，フレンツェル眼鏡の使用が望ましい。末梢前庭障害による眼振は，固視により抑制されるが，フレンツェル眼鏡で固視を取り除くことで眼振が観察しやすくなるためである。**図1a** のように45°頭部を左に捻転させたまま，素早く上半身を右側に倒す（**図1b**）。この時右の後半規管が患側であれば，眼球の上極が患者の右側耳に向かう回旋性の眼振が出現する。めまいが誘発された場合，めまいがおさまるのを待って，今度は上半身をすばやく元の坐位に戻す（**図1c**）。この時は，先程とは反対方向の回旋性眼振が誘発される。今度は頭部を右方向に45°捻転させ（**図2a**），上半身を左側に倒し（**図2b**），めまいが誘発されるかどうか観察する。左の後半規管が患側であれば，眼球の上極が患者の左側耳に向かう回旋性眼振が誘発される。元の坐位にもどし，反対方向の眼振を確認する（**図2c**）。

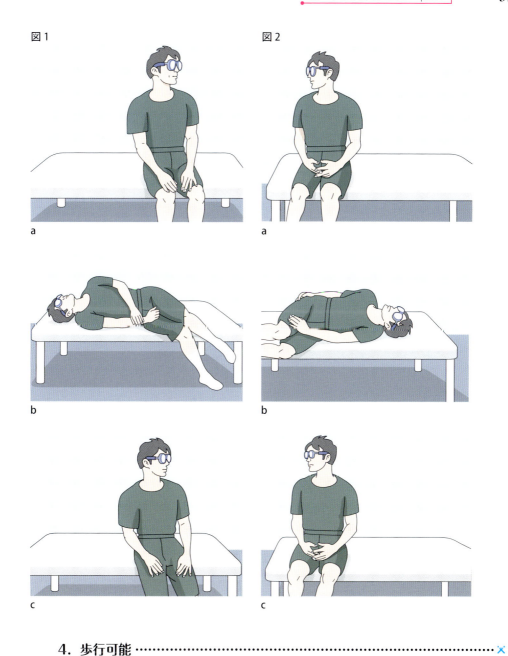

4. 歩行可能

BPPV や前庭神経炎では，支えや壁伝いにでも患者さんはなんとか立位，歩行が可能である。小脳の脳血管障害では，支えや壁伝いでも立位，歩行が不可能となる。小脳病変では，深部感覚などによる補正が効かない体幹失調が出現するからであり，末梢性めまいとの重要な鑑別点でもある[2]。

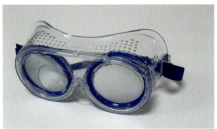

(参考）諏訪中央病院，山中克郎先生直伝の自作フレンツェル眼鏡。総予算1000円。作業用メガネに虫めがねをとりつけている。

> **ポイント**
> BPPVの診断では，Dix-Hallpike試験が有用である。また，末梢性めまいの場合は，中枢性めまいと違って「なんとか歩ける，立てる」。

文献
1) 國弘幸伸：良性発作性頭位めまい症．神経内科　2003; 59: 488-495.
2) 城倉健：めまい診療のシンプルアプローチ．医学書院，東京，2013.

13 ぐるぐる回るめまい part 2

55歳男性。

通勤のため徒歩でバス停に向かう途中で，急にぐるぐる回る回転性のめまいを自覚。動くたびに嘔吐してしまうため，その場でじっとしていたが，回転性めまいはまったく改善しないため，救急車を要請。

Q 選択肢の中で，この症例を前庭神経炎と診断する上で最も有用な所見はどれか？

1. Head impulse test が異常
2. Direction-changing nystagmus がある
3. Test of skew deviation が陽性
4. 聴力低下がある

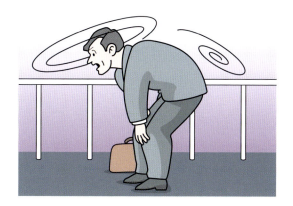

ヒント 前庭神経炎では，前庭眼反射が障害される。

解説

　数時間から数日持続する回転性めまい，頭位で悪化し，嘔気嘔吐を伴い，自発眼振があり，歩行が不安定であるめまいを acute vestibular syndrome（AVS）と呼ぶ。頭位変換時以外でもめまいが持続し，自発眼振が安静時でも見られる点が，良性発作性頭位めまい症と鑑別され，多くが前庭神経炎とされるが，問題は脳梗塞でも同様の病状をとることである。AVS の中から，Head-Impulse test，Direction-changing nystagmus，Skew deviation，聴力の 4 つのベッドサイドでの診察で脳卒中を除外できる感度が頭部 MRI 拡散強調画像より優れていたとする報告がある[1]。Head-impulse test が末梢パターンで，Direction-changing nystagmus と Skew deviaiton がなく，聴力が正常なら，AVS において感度 100％で 10mm 以下の脳梗塞を除外できるとされ，「HINTS plus」と呼ばれている。

解答

A　選択肢の中で，この症例を前庭神経炎と診断する上で最も有用な所見はどれか？

1. Head impulse test が異常 ……………………………………………○

Head impulse test とは，患者に検者の鼻を見続けるよう指示し，検者は左右どちらかの方向に患者の頭部をすばやく回旋させる。末梢性の前庭障害があると，検者の鼻を凝視できず頭部を回旋した側を，一度は見てしまい（図 1a，図 1b），ワンテンポ遅れて，検者の鼻を凝視する（図 1c）。これを corrective saccade といい，corrective saccade が観察された回旋方向の前庭眼反射が障害されていることを示す。左右行うことで，この corrective saccade が認められる側が病変側になる。正常では，この corrective saccade が起こらず，頭部をどちらに回旋しても検者の鼻を見続けることができる（図 2a，図 2b）。脳梗塞による中枢性めまいでは，前庭眼反射の障害が起こることはほとんどなく，健常者と同じ正常パターンをとる確率が極めて高い。

図1

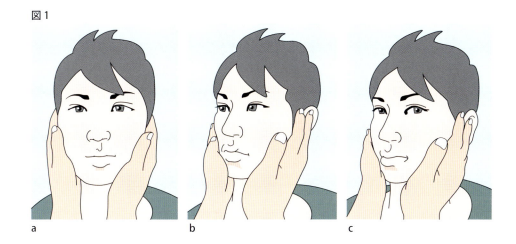

図2

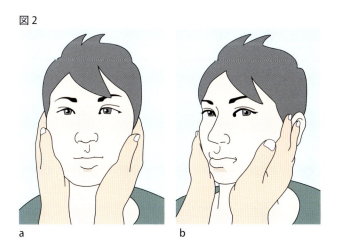

2. Direction-changing nystagmus がある

フレンツェル眼鏡を使用し，軽く片手で頭を抑え，眼前30cmの距離でペンライトなどの指標物の先を正中から左右外転位まで動かし，虹彩で眼球結膜が隠れるぐらいまで眼を動かし眼振を観察する（10　物が二重に見える　図1　P.49参照）。一方向に素早く動く急速相とゆっくり元の眼位にもどろうとする緩徐相があるが，左外転位では左方向に急速相，右外転位では，右方向に急速相を認める場合を Direction-changing nystagmus（注視方向交代性眼振）とする。注意点として，虹彩で丁度眼球結膜が隠れる位置を超えて注視させると眼振様運動が正常でも誘発されることがある。3回ほどの振動で止まるため，病的眼振と鑑別は可能である。Direction-changing nystagmus を認める場合は，AVS の原因が中枢性である可能性が極めて高い。

3. Test of skew deviation が陽性 ✕

眼位は，両眼前 50cm ほどの位置で正面からペンライトで図 3a のように照らして診察する。図 3b では右眼が下方に左眼が上方に偏位しており，skew deviation（斜変位）が疑われる。検者の手で右眼を遮蔽すると左眼はゆっくり下転し，次に左眼を遮蔽すると右眼がゆっくり上転する（図 3c）。この現象を Test of skew deviation が陽性とする。Test of skew deviation が陽性なら，AVS の原因が中枢性である可能性が極めて高い。

図 3

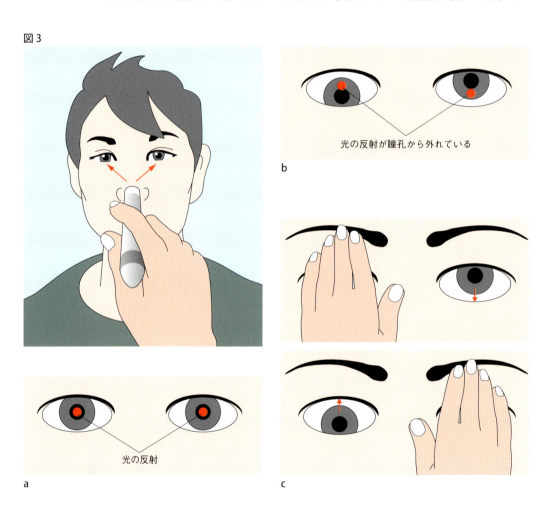

4. 聴力低下がある ✕

耳から 15cm の距離で母指と示指，中指をすり合わせて（図 4），聞こえかたに左右差があるかどうか患者に答えてもらい，聴力低下があるかどうかを見るが，AVS を示す前庭神経炎では，聴力低下をきたすことはない。

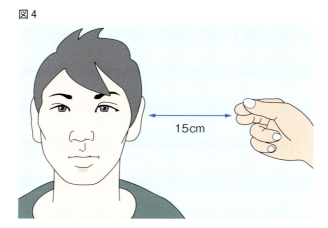

図4

> **ポイント**
> 　回転性めまいでは，まずBPPVを除外し，その後AVSの鑑別に進む。HINTS plusを行うことでAVSの中から脳梗塞を除外できる。

文献

1）Tehrani AS: Small strokes causing severe vertigo: Frequency of false-negative MRIs and nonlacunar mechanisms. Neurology 2014; 83: 169–173.

Supplement 4　めまいの MRI 画像

頭位変換時に増悪するめまいで来院した症例の頭部 MRI
来院時には頭部 MRI に異常はなく，翌日の再検でも異常がなかったが，72 時間後の MRI では梗塞像を描出できた。この症例は，「HINTS plus」では中枢パターンであった。

a）来院時頭部 MRI 拡散強調画像
b）72 時間後の画像．延髄外側と左小脳半球に高信号域を認める。

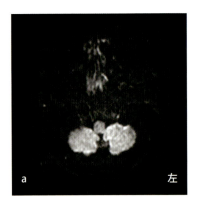 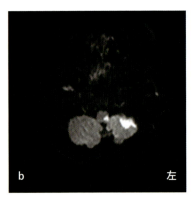

14 飲み込めない part 1

基礎疾患のない 45 歳男性。

激しい頸部痛後に，嘔気と回転性めまい，左上下肢の失調，左顔面の温痛覚低下，左ホルネル徴候，嚥下障害を認めた。

Q この症例で，下記に示す診察所見の中で有用性が低いのはどれか？

1. 軟口蓋反射
2. 咽頭反射
3. カーテン徴候
4. 下顎反射

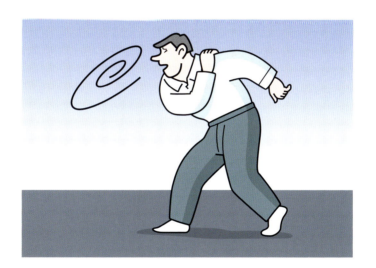

ヒント 延髄外側症候群を示唆する所見がそろっている。

解説

　頸部痛後の多彩な症状，回転性めまいは前庭神経核，左上下肢の失調は下小脳脚，左顔面の温痛覚低下は三叉神経脊髄路核，左ホルネル徴候は交感神経下行路の障害が示唆され，延髄外側症候群（p.75，問題16，図3参照）と考えられる。頸部痛が先行している点，基礎疾患がないことから椎骨動脈解離による延髄梗塞が疑われる。嚥下障害の解剖学的診断に軟口蓋反射，咽頭反射，カーテン徴候が有用である。

解答

A この症例で，下記に示す診察所見の中で有用性が低いのはどれか？

1. 軟口蓋反射 ×

　図1の矢印の方向で前口蓋弓をこすった時に，両側の軟口蓋が挙上する反射を軟口蓋反射という。一側の刺激で軟口蓋が挙上せず，対側の刺激で軟口蓋が挙上した場合は，軟口蓋が挙上しない側を軟口蓋反射消失とする。舌咽神経が求心路で中枢は延髄，遠心路は迷走神経とされ，一側の消失はこの反射弓の障害を示唆する。

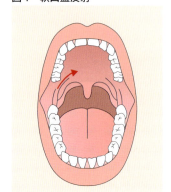

図1　軟口蓋反射

2. 咽頭反射 ×

　軟口蓋ではなく，咽頭後壁を左右別々に舌圧子などで図2の●の辺りを軽く触れた際に軟口蓋が挙上する反射をいう。舌咽神経が求心路で中枢は延髄，遠心路は迷走神経とされ，一側の消失はこの反射弓の障害を示唆する。ただ，健常人でも咽頭反射が消失することがあり，消失すなわち異常とはいえない場合がある。また，催吐反射も誘発し，患者自体に不快感を強いることもあり，嚥下障害の評価の際は，軟口蓋反射を優先すべきである。

図2　咽頭反射

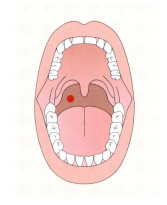

3. カーテン徴候

患者に「アー」と開口位で発声してもらいながら口蓋垂を観察する。正常であれば，軟口蓋はまっすぐに挙上し，口蓋垂は偏倚することはない。一側の麻痺があると発声時に咽頭壁の収縮が健側しか生じず，咽頭後壁が健側に引っ張られる。この症例は左延髄病変が疑われるため，健側の右側（矢印方向）に咽頭後壁が引っ張られる。これをカーテン徴候という（**図3**）。この徴候も舌咽神経が求心路で中枢は延髄，遠心路は迷走神経とされ，一側の消失はこの反射弓の障害を示唆する。

図3　カーテン徴候

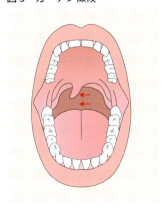

4. 下顎反射

軽く患者に開口させ，下顎に検者の第2指を当て，図4のように軽くハンマーで叩くと，咬筋が収縮し，下顎が軽く挙上する。この反射は健常人でははとんど認められない。はっきり下顎が挙上した場合亢進とするが，橋の三叉神経核より上位の病変を示唆し，偽性球麻痺時に認められる所見である。

図4 下顎反射

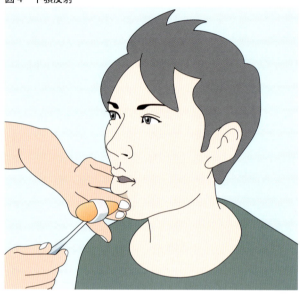

> **ポイント**
> 口腔内の反射は，軟口蓋反射，カーテン徴候を優先したい。咽頭反射は催吐反射が誘発されやすいため，そもそも嘔気を訴えている患者には避けたい。

15 飲み込めない　part 2

80歳女性。

起床時からの左片麻痺と構音障害で来院し，頭部MRIで右放線冠のBranch atheromatous disease（BAD）の診断となり入院。食事の開始の可否についてスクリーニングをすることとした。

Q 嚥下障害の合併がないと判断するのに有用な所見は？

1. 反復唾液嚥下テスト　30秒間で2回嚥下できる
2. 3ml水飲みテスト　嚥下後むせる
3. 30ml水飲みテスト　一気に飲み干すのに4秒かかる
4. 水飲みテスト中の聴診　嚥下時に泡立ち音を聴取

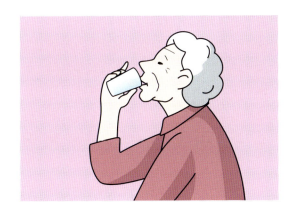

ヒント 健常者を想定すると自ずと正解は導かれるのでは？

解説

　脳卒中において，脳卒中治療ガイドライン 2015 では，「患者が飲食，経口的服薬を開始する前に嚥下評価することが推奨される」とある。しかし，脳卒中患者すべてに，嚥下機能を評価する目的に嚥下造影検査を施行することは不可能である。したがって，ベッドサイドでの適切な嚥下機能のスクリーニングテストが極めて重要になる。スクリーニングで誤嚥のリスクが高いと判断されれば，言語療法士，医師，看護師，管理栄養士で議論し，経管栄養を選択するのか，嚥下食を開始するのかを決定していくことになる。反復唾液嚥下テスト，水飲みテスト，頸部聴診法による評価がよく使われている。

解答

A 嚥下障害の合併が<u>ない</u>と判断するのに有用な所見は？

1. 反復唾液嚥下テスト　30 秒間で 2 回嚥下できる ················· ✕

　反復唾液嚥下テストでは，30 秒間に何回，唾液を空嚥下できるかで嚥下障害をスクリーニングする。図 1 のように検者は，第 3 指を喉頭隆起に，第 2 指を舌骨に当て，患者に唾液による空嚥下を促し，喉頭が指腹を越えるぐらい十分挙上を認めた場合，空嚥下したとみなす。30 秒間で 3 回空嚥下できた場合を正常とする。嚥下造影検査との相関は高く，感度 98％，特異度 66％とされる[1]。

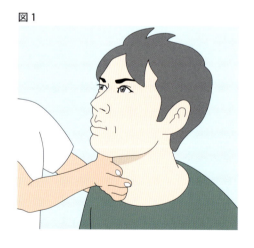

図 1

2. 3ml水飲みテスト　嚥下後むせる　……………………………………×

3mlで施行する水飲みテストは，改訂水飲みテストとされ，広くベッドサイドで使用されている．検者が患者の口腔内に注射器で吸った水3mlを注入し，嚥下を促し，以下の5段階に評価する．3点以下を異常とし，嚥下造影検査と比較し，感度70％，特異度88％とされる．

- 1点　嚥下が起こらない
- 2点　嚥下後に呼吸困難
- 3点　嚥下後にむせる，もしくは湿性嗄声
- 4点　水の嚥下は良好だが，その後の30秒以内に空嚥下を2回追加はできない
- 5点　水の嚥下後は30秒以内に空嚥下を2回追加できる

3. 30ml水飲みテスト　飲み干すのに4秒かかる　……………………………○

30mlの水を一気に嚥下し，5秒以内に飲めれば正常であるが，誤嚥のリスクを考えて3mlによる上記改訂水飲みテストをクリアしてから行うことが望ましい．もちろん5秒以内に飲み干してもむせる場合や，むせはしないが，2回以上に分けて飲み干した場合は嚥下障害の可能性が高い．

4. 水飲みテスト中の聴診　嚥下時に泡立ち音を聴取　…………………………×

図2のように聴診器を甲状軟骨外側付近に当て，嚥下音を聴診する．水飲みテストと併用で行うとよいが，嚥下時に泡立ち音を聴取したり，嚥下後の呼吸で湿性音，液体の振動音を聴取した場合，嚥下障害が疑われる[2]．

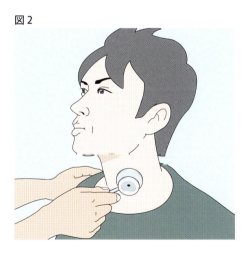

図2

> **ポイント**
> 　反復唾液嚥下テストをまず行い，改訂水飲みテストで，問題ないことを確認後，頸部聴診法を駆使しながら30mlの水飲みテストを行うのが安全。

文献

1) 小口和代：機能的嚥下障害スクリーニングテスト「反復唾液嚥下テスト」の検討（2）妥当性の検討．リハビリテーション医学．2000; 37: 383-388.
2) 大宿茂：頸部聴診法．老年歯学．2014; 28: 331-336.

16 ふらついて歩けない part 1

71歳男性。

右手足に力が入らず，ふらついて歩けないため前医で受診。頭部MRI拡散強調画像で脳梗塞を指摘され転院搬送されてきた。

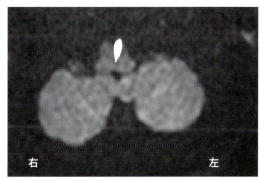

頭部MRI拡散強調画像

Q 頭部MRIで，白色で示す領域から想定される神経学的異常は？

1. 左ホルネル症候群
2. 左上下肢の協調運動障害
3. 左に舌偏倚した右片麻痺
4. 右に舌偏倚した右片麻痺

ヒント 左延髄内側症候群と思われる。

解説

　画像所見は，左延髄内側の病変を示唆している。延髄の解剖は複雑なため，多彩な神経症状を出すことが知られている。図3に示す解剖を押さえておくが，延髄病変を疑うきっかけになる。赤丸の範囲は，延髄内側症候群をきたす領域で，舌下神経核，内側毛体，錐体が位置している。青丸の範囲には，延髄外側症候群をきたす領域で，前庭神経核，弧束核，疑核，下小脳脚，脊髄視床路，三叉神経脊髄路及び核，交感神経下行路が位置している。

解答

A　頭部 MRI で，白色で示す領域から想定される神経学的異常は？

1. 左ホルネル症候群 ･･･ ×

　縮瞳，眼裂狭小，眼球陥凹を見たらホルネル症候群を疑う。ホルネル症候群の眼瞼の異常は，眼瞼下垂でなく眼裂狭小である（図1）。眼瞼下垂は，瞳孔に上眼瞼がかかっているので視野の狭さを自覚する場合がしばしば見られるが，ホルネル症候群は，眼裂狭小は瞳孔に上眼瞼がかからないため本人も視野の異常を自覚しない。また，眼瞼下垂と異なり，ホルネル症候群では，下眼瞼が挙上している。眼裂の左右差を常に確認する癖をつけていないと見逃してしまうことが多い。また，眼球陥凹は，頭部の上方から見下ろした時に睫毛が健側より引っ込んで見えることで判断する（図2）。延髄外側の疑核の近傍を通る交感神経下行路の障害でも生じるため（図3），延髄外側の病変と同側にホルネル徴候を呈する。左延髄内側症候群では認められない。

図1

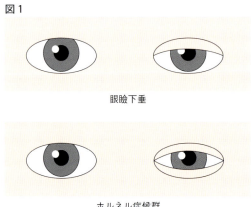

眼瞼下垂

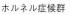

ホルネル症候群

図2

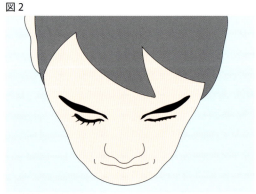

右が健側，左が眼球陥凹

図3

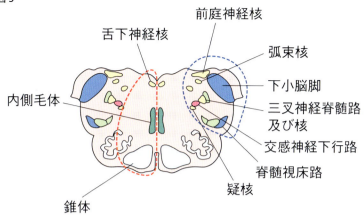

2. 左上下肢の協調運動障害

協調運動障害のみかたは，上肢は指鼻試験，指鼻指試験，下肢は膝踵試験を行う。

(1) 指鼻試験

坐位で両手を横に伸ばし，左右交互に患者の示指先を患者の鼻に正確にもっていくよう指示する（**図 4a，b**）。協調運動障害があると，運動分解，測定異常，over-shoot oscillation が観察される。運動分解とは，運動の軌跡がぎこちなくスムースな円弧を描けない所見をいう。測定異常は，目標である鼻から大きくそれてしまうことをいい，小脳性の協調運動障害では目標を行き過ぎてしまう測定過大を呈することが多い。over-shoot oscillation は，指先がゆらゆらと揺れ幅を減衰させながらゆっくりと鼻に到達する所見である。指鼻試験は，臥位で行うとより異常が検出しやすくなる。目標に到達する直前の上肢が，重力の影響で制御がかかりにくくなるためとされている。また，**図 5a** のように両手を横に伸ばした状態から，左右同時に患者の示指を患者の鼻にもっていくように指示する方法もある（**図 5b**）。病変側では動きだしも，目標到達時間も健側に比べて遅れる，これも協調運動障害の一つである。また，この方法は，運動分解，測定異常，over-shoot oscillation も健側と同時に比べることができ，よりわかりやすくなる。

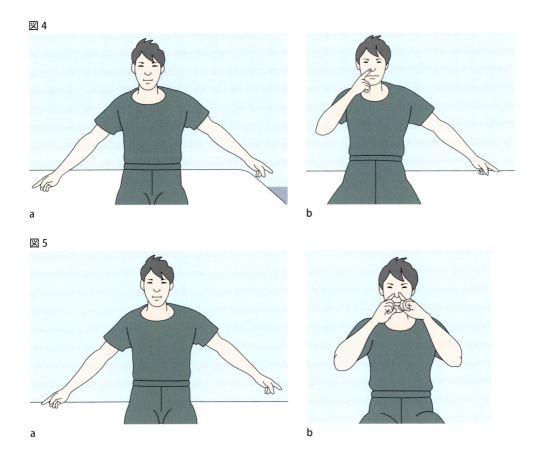

図4

図5

（2）指鼻指試験

指鼻試験で協調運動障害があるかどうか判断に迷うときは，指鼻指試験を行うと，軽微な協調運動障害を検出できる。患者と検者の間に検者の示指を立てておき（**図6a**），患者の示指で検者の示指と患者の鼻の間を往復させるよう指示して行う（**図6b**）。指鼻試験と違い，臥位では，やりにくい所が欠点である。

図6

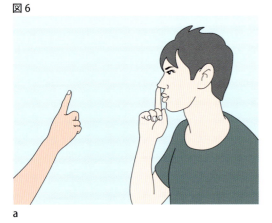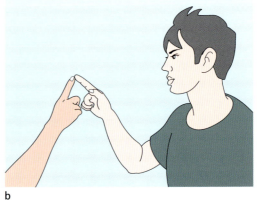

(3) 膝踵試験

仰臥位で，両足を少し開き（**図 7a**），一側下肢の踵をもう一方の下肢の膝に乗せるように指示し（**図 7b**），続いてその踵を脛にそって内果の辺りまで滑らせる（**図 7c**）。踵が内果まで到達したら（**図 7d**），元の位置にもどし（**図 7e**），この動作を左右交互に数回繰り返す。

延髄では，下小脳脚の障害で病変側と同側に協調運動障害をきたす。左延髄内側症候群では左側の協調運動障害は認められない。

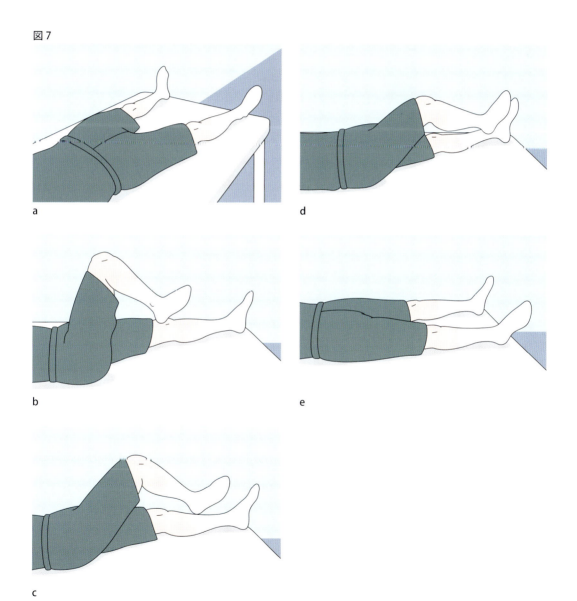

図7

3. 左に舌偏倚した右片麻痺 ……………………………………………○

舌の偏倚は，偏った側が障害側となる。判定が困難な場合は，鼻を舐めるように舌を上げると，舌下面の縫線が観察できるので偏倚が判定しやすくなる（図8）。舌下神経核は，延髄内側背側に位置している（図3）。延髄内側症候群では，図3にあるように錐体の障害による病変の対側の運動麻痺，この症例では右片麻痺と病変と同側の舌下神経麻痺，この症例では左への舌偏倚をきたす。

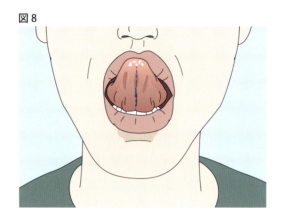

図8

4. 右に舌偏倚した右片麻痺 ……………………………………………×

3. で解説したように，延髄内側症候群では，舌偏倚は左になる。ただし，延髄内側症候群では舌下神経麻痺を伴うのは41％に過ぎないため，舌偏倚がない片麻痺を診たときにも，延髄内側症候群を疑う必要がある。

> **ポイント**
> 片麻痺側と反対側に舌偏倚を見た時には，延髄内側症候群を疑う。

文献

1) 荒木信夫：延髄外側症候群. 神経内科 1997; 47（4）: 349-358.
2) 澤田秀幸：延髄内側症候群. 神経内科 1997; 47（4）: 359-365.

パート4
運動系

17 上手く歩けない

85歳女性。

起床時から上手く歩けないため，這って寝室から居間まで出てきた。右手足が使いづらいとの訴えがあり，何とか歩行は可能であるが支えが必要であった。

Q この症例に認められる神経所見として誤りはどれか？

1. 腹壁反射の右側での消失
2. 図1
3. 図2
4. 右下肢 Mingazzini 試験陽性

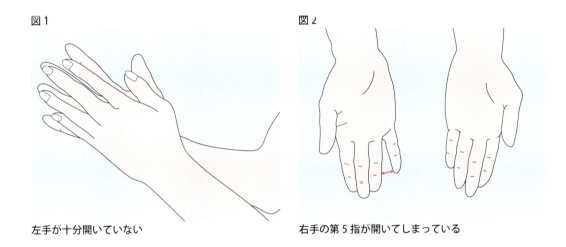

図1
左手が十分開いていない

図2
右手の第5指が開いてしまっている

ヒント 開くべき時は開く，閉じるべき時は閉じる。

解説

　ごく軽度の錐体路障害では，徒手筋力テストによる筋力低下に反映されないことがしばしば経験される。また高齢者では，徒手筋力テストの指示が上手く入らず，正確に左右差を判断できないこともある。その際は，錐体路徴候と呼ばれるいくつかの診察方法を駆使することで，ごく軽度の錐体路障害を検出できる。

解答

A この症例に認められる神経所見として誤りはどれか？

1. 腹壁反射の右側での消失 ×

　図3のように，腹壁をピンなどで外側から内側に向けて刺激すると，腹筋が収縮し，刺激している側に臍や白線が迅速に動く。反射は長い距離を早く強くこすると出やすい。また呼気より吸気で施行すると，より発現しやすいとされる。肥満者や腹部術後の場合はこの反射が消失していることがしばしばある。病的意義は片側で消失していることである。腹壁反射消失もしくは減弱している側の錐体路障害を示唆するため，右側での消失は正解である。

図3

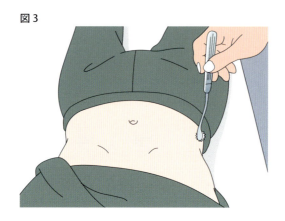

2. 左手の Barre 徴候陽性 ○

　両手を手がくっつかない程度にあわせて，いっぱいに手を開かせると，錐体路障害側は，健常側ほど開かない。これを手のBarre徴候陽性とする。よって，図1では左手のBarre徴候陽性となり，誤りである。

3. 右手第5指徴候陽性 ×

　両手を第1～5指を内転並合させた場合，錐体路障害側では，第5指が内転不十分で開いてしまいます。これを第5指徴候という。図2では，右側

で第5指徴候陽性となり正しい。

4. 右下肢 Mingazzini 試験陽性 ×

背臥位で股関節と膝関節を直角に屈曲した肢位を保つように患者に指示する。大腿も下腿もゆっくり落ちてくる側を錐体路障害陽性（図4）とする。よって右側での Mingazzini 試験陽性は正解である。

図4

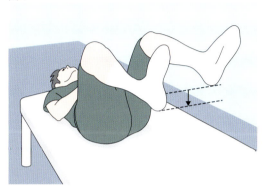

> **ポイント**
>
> 徒手筋力テストで異常がないからといって，錐体路障害を否定してはいけない。よって徒手筋力テストを行う前に錐体路徴候を確認すべきである。

Supplement 5　腱反射のこつ

良くない例は，図1のように手首を固定し，そのまま叩く（図2）と腱反射は出にくい。良い例は，図3のように軽く手首を柔らかくして握り，力を抜いてスナップをきかせて手首をかえし，すばやく叩く（図4）。患者の痛みを極力さけるため，力任せに叩かないことも大切である。

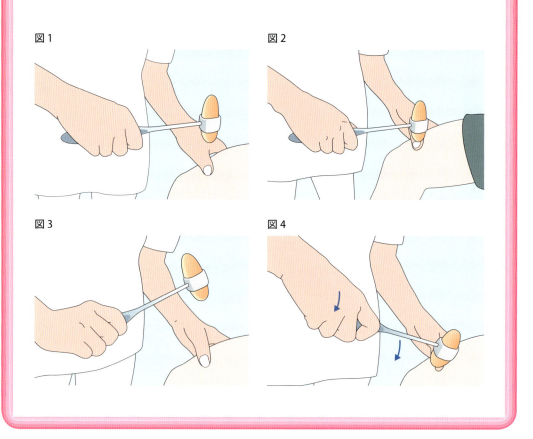

図1　図2　図3　図4

18 右手足の脱力

18歳女性。

過換気後に右手足の脱力を訴え，外来受診。歩行は可能であり，ヒステリー性片麻痺が疑われたため，Babinski徴候の確認を試みた。

Q Babinski徴候の正しい手技はどれか？

1. Babinskiの手技（図1）
2. Chaddockの手技（図2）
3. Oppenheimの手技（図3）
4. Schaefferの手技（図4）

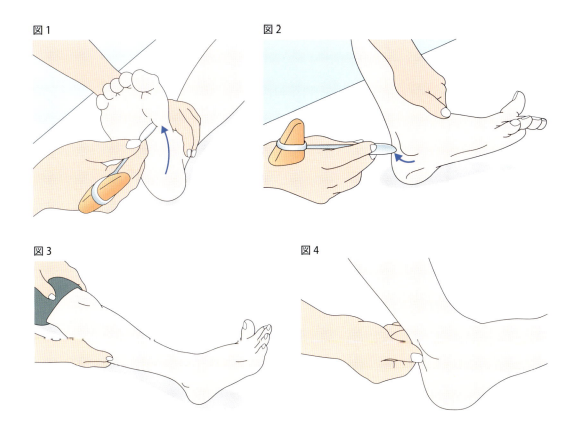

 全足趾の底屈は正常反応。
刺激はより遠位の方向に向けて刺激する。

解説

　Babinski 徴候は，錐体路障害を検出する最も鋭敏な徴候であり，器質的疾患を確実に示唆する。Babinski 徴候の記載方法でしばしば陰性との記載を多く目にする。正確には，正常の足底反射では足指が底屈をするため，「足底反応は底屈」と記載すべきである。足底反射で母趾が背屈した場合は，「Babinski 徴候陽性」と記載してよい。困るのは，底屈も背屈もしなかった場合である。起こり得ることで，足底の高度の末梢性の感覚障害などがあると刺激による反射弓が形成されず無反応になる。また，錐体路障害で背屈筋の活動が増強してしまうと，底屈する足底反射と拮抗してしまい無反応となる。この場合は錐体路障害が隠れていたことになる。したがって足底反射が無反応の場合は，「indifferent」と記載し，陰性とすべきではない。次にのべる Hoover 徴候はヒステリー性片麻痺を鑑別する際に重要であるが，Babinski 徴候もヒステリー性片麻痺で陽性になることはない。

　ヒステリー性片麻痺の鑑別に有用な Hoover 徴候が知られている。図 5 のように仰臥位で両下肢を伸展してもらい，検者は被験者の踵の下に手を入れ，対側の下肢を伸展したまま挙上してもらう。連合運動によりもう一方の踵に強い下向きの圧力を感じることができる。これを Hoover 徴候と呼ぶ。器質的疾患による片麻痺では，たとえば右が麻痺側だとすると右下肢を挙上した場合は，健側の左踵に強い下向きの圧力を上記のように感じることができる。逆に健側である左下肢を挙上すると麻痺側の右踵での下向きの圧力は健側である左に比べて弱くなる。右片麻痺がヒステリー性であった場合は，左下肢を挙上した場合，連合運動が障害されないため，右踵の下向きの圧力が弱くなることはない。いずれにしろ踵の下向きの圧力に左右差がないはずである。

　この症例は，左下肢を挙上した際に，右踵にかかる下向きの圧力は弱く，Babinski 徴候も陽性で，精査の結果，過換気で誘発されたもやもや病による脳梗塞の症例であった。

図 5

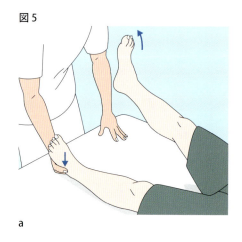
a

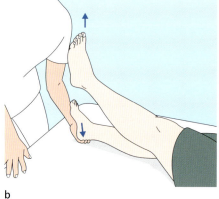
b

解 答

A Babinski 徴候の正しい手技はどれか？

1. Babinski の手技 ✗

仰臥位で膝を伸展させ，検者の手で患者の足首を軽く固定し，ハンマーの柄などで足底の外側を縁付近の踵から中趾の基部付近までゆっくり擦る。正常者では，全足趾が軽く底屈する（図6）。これは，正常な足底反射である。錐体路障害では，足趾が底屈するのではなく，母趾中心に背屈し，これを Babinski 徴候という（図7）。注意点としては，刺激部位が母趾基部までに及ばないようにすること，膝が屈曲していると出にくくなるため，しっかり伸展位にするなどである。また出にくい場合は，最初は軽く刺激し，だんだん強くしながら刺激を繰り返す方法や，刺激する足と反対側に患者の顔を向ける方法で Babinski 徴候が出やすくなる。図1 は母趾側からこすっているので誤りである。

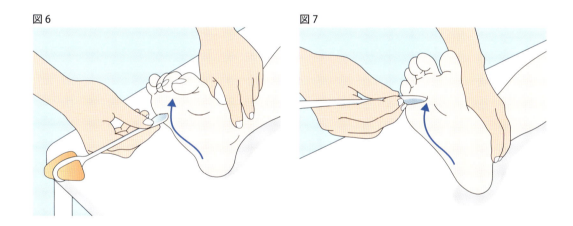

図6　　　　　　　　　　　　図7

2. Chaddock の手技 ✗

Babinski の手技の刺激を不快に感じる場合は，Chaddock の手技を用いるとよい。足背の外縁を外果の後方から下方に向けて外果を囲むように刺激する方法である（図8）。図2 は，刺激の方向が逆であり誤りである。

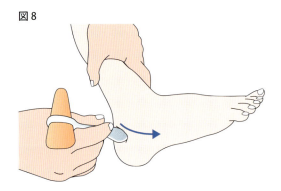

図8

3. Oppenheim の手技 ··×

脛骨内側縁を検者の母指でゆっくり，上から遠位の方向に向けて擦る方法を Oppenheim の手技という（図9）。図3は，刺激部位が前脛骨筋であり誤りである。

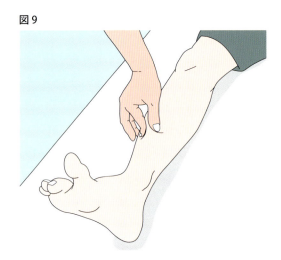

図9

4. Schaeffer の手技 ··○

患者のアキレス腱を，検者がつまみながらゆっくりしごく方法で，Schaeffer の手技と呼ばれる（図4）。診察道具がない時でもツールレスにできる点は，マスターしておきたい方法である。

> **ポイント**
>
> いくつかの手技が知られているが，その中でも Babinski の手技，Chaddock の手技が出やすさでは優れている。ただ，両手技で Babinski 徴候が出にくい場合，これらの刺激法を組み合わせると出やすくなることが知られている。例えば Oppenheim の手技をしながら Chaddock の手技を試みるなど。

19 ふらついて歩けない part 2

65歳男性。

2カ月前から肝膿瘍でレボフロキサシン，メトロニダゾールを服用中であったが，昨日昼頃から呂律が回らず，本日，朝から箸が使いづらく，茶碗も上手く持てず，ふらついて歩けないため受診。

Q この症例で認められる歩行障害はどれか？

1. 図1
2. 図2
3. 図3
4. 図4

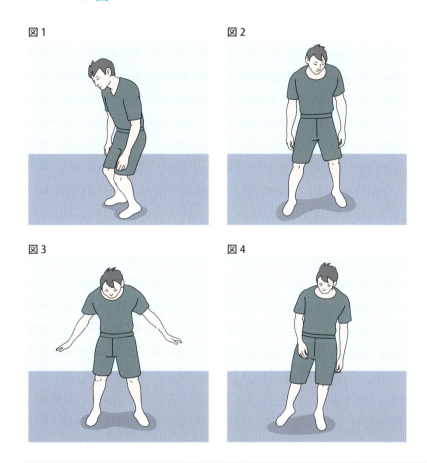

図1　図2　図3　図4

ヒント 長期抗生剤服用中の左右差のない急性の歩行障害。

解説

　神経学的所見では，断綴言語，四肢で小脳失調症状を認め，頭部 MRI では図5 のように FLAIR 画像で歯状核に高信号域を認めた。メトロニダゾール総投与量が 30 〜 90g になるとメトロニダゾール脳症を発症することが知られている。末梢神経障害と中枢神経障害の報告があり，中枢神経障害では，四肢体幹失調，構音障害，意識障害などがある。この症例でも総投与量が 60g に及んでいた。メトロニダゾールが内服，静脈注射などにて汎用される現在，メトロニダゾール脳症は知っておく必要がある副作用である。

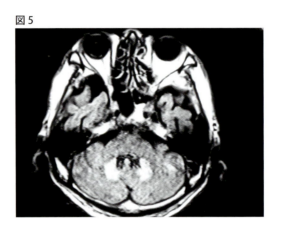

図5

解答

A　この症例で認められる歩行障害はどれか？

1. **パーキンソン歩行** ･･ ✕

   前傾姿勢で，踵は上がらないすり足で，歩幅（一歩目と次の一歩の距離）は小さいが，基本形である。**2.** の小歩症との違いは，パーキンソン歩行では，両膝が屈曲し，脚幅（スタンス：両足の距離）は，体幹の幅を超えない。また，上肢の振りが少なく，上肢を屈曲して体幹につけてほとんど動かさずに歩く。診察室に入ってきた時点で，典型例は診断がつくかと思われるが，パーキンソン病の初期では，一側のみ歩幅が小さくなり一側が一見片麻痺歩行のように見えることがある。鑑別は，固縮の有無で可能である。

2. **小歩症** ･･ ✕

   パーキンソン歩行と同じように，踵の上がらないすり足で，歩幅も小さいが，前傾ではなく，両膝が伸展して，脚幅が体幹より広い点が鑑別点である。多発性脳梗塞による偽性球麻痺患者に多く見られる歩行のため，構音障害，

嚥下障害，尿失禁などをしばしば伴う。

3. 小脳失調性歩行 ⃝

歩幅は，パーキンソン歩行や小歩症と違って，小さくはないが，一歩，一歩の歩幅がまちまちになる。脚幅は，小歩症と同じように体幹より広くなり，さらに，両上肢も外転させ，バランスを取りながら，酩酊しているように歩く。こういった歩行障害患者をしゃがませると，踵をぺたんと床につけたままにする（しゃがみ試験）。この現象が上記歩行障害に加えて見られれば，より小脳障害を示唆する。また，この症例では酩酊しているかのように歩行するが，無頓着に怖がらず歩いてしまう状態であった。これも小脳失調性歩行の特徴とされる。

4. 片麻痺歩行 ✕

麻痺側の下肢のトーヌスが亢進し，足関節が背屈しづらくなり，健側を支えに，麻痺側を外側に半円を描くように歩く。鎌で草を刈るような動きから，草刈り歩行と呼ばれることもある。また，上肢は，屈曲位をとっている。下肢のトーヌスの診かたは，図6のように仰臥位で両下肢を伸展位にしてもらい，片方の膝の下に検者が手を入れ，すばやく膝を持ち上げる。正常ならば，踵はベッドについたままであるが，痙縮があると踵がベッドから浮く現象が見られる。上肢でのトーヌスの診かたは，図7のように上肢を肘で屈曲位の状態で，肘関節を他動的に回内・回外させる。痙縮があれば，回内では抵抗はないが，回外で硬い抵抗を感じる。ただしこの歩行は，痙性が出現する脳卒中慢性期に多くみられる歩行である。発症初期の脳卒中で歩行が可能な状態では，麻痺側の歩幅が小さくなり，半円を描くというより麻痺側を引きずるように歩く。

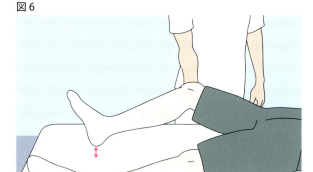

図6

ベッドから踵が浮く

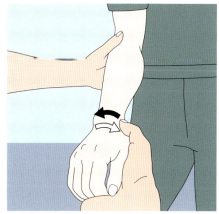

図7

⇨回内　➡回外

〈4つの歩行障害のまとめ〉

	歩幅	脚幅	膝	姿勢
パーキンソン歩行	小さい	体幹を越えない	屈曲	前傾 上肢の振り少
小歩症	小さい	広い	伸展	前傾ではない
小脳失調性歩行	まちまち	広い	伸展	両上肢を外転
片麻痺歩行	小さい （麻痺側）	半円を描く （痙性期）	伸展	上肢は屈曲

> **ポイント**
> 歩行障害を診る時は，歩幅，脚幅に着目する。

20 ADL低下

75歳男性。

半年前から，椅子からの立ち上がりが困難になり，徐々に活動性が落ち，屋内は歩行がなんとか可能だが臥床がちになっていた。最近は，ペットボトルのふたが開けられなくなり，寝返りにも苦労するようになり，今回誤嚥性肺炎で入院となった。

Q ADL低下の原因がパーキンソン症状によるかどうか，検索する上で最も簡便にできる神経診察は？

1. 後方突進
2. 固縮
3. マイヤーソン徴候
4. すくみ足

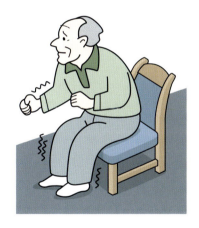
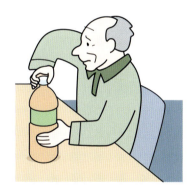

ヒント どれも正解だが，顔で診察できる。

解説

　椅子からの立ち上がりが困難，ビンのふたが開けにくい，寝返りが困難などは，パーキンソン病の可能性を示唆する病歴である．最近の体制だと，肺炎や尿路感染の治療が主となり，ADL低下の原因検索を後回しにしがちである．パーキンソン病の診断ができれば，L-DOPAを始めとしたパーキンソン病治療薬にてADL改善が期待できる．高齢者が原因のはっきりしないADL低下を背景に，合併症を併発して入院してきた際，どうしてADLが低下したのかという「なぜの思考」を心がけたい．外来での診察と違い，一旦入院しベッドに臥床してしまうと，歩行の観察や姿勢反射障害の診察は容易ではない．固縮も慣れないと高齢者の拘縮とされ，見逃されてしまうことがしばしばある．マイヤーソン徴候は，患者が寝たままでも簡便にできる診察法であるため，パーキンソン病を見つけ出すのによいきっかけとなる．

解答

A　ADL低下の原因がパーキンソン症状によるかどうか，検索する上で最も簡便にできる神経診察は？

1. 後方突進 ×

　患者に両足を広げた状態で立位を保持してもらい，両肩に検者は軽く，しかし急激に後方に引く．健常者では，姿勢保持反応が働き，容易にバランスを保ち倒れるようなことはない．パーキンソン病では，この姿勢保持反応が障害されるため，後方に引くと棒が倒れるように後方に倒れてしまう（図1）．これを後方突進と呼ぶ．

図1　後方突進

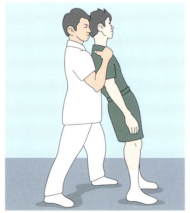

2. 固縮 △

手関節を他動的に背屈，掌屈させ，カクンカクンとして歯車様の固縮があるかどうか確認する（図2）。固縮がわかりにくい場合は，検査する側の手首を回内，回外させながら，対側の手を回内，回外させることで固縮を誘発する方法がある（図3）。

下肢では，検者は膝の上に手を当て，もう一方の手で下腿を持ち，他動的に膝関節屈曲，伸展運動を行う。上肢と同様にカクンカクンとして歯車様の抵抗が屈曲，伸展で同じように認められる。足関節でも同様に確認していく。パーキンソン病の場合は，固縮は「N字」，もしくは「逆N字」で病期とともに進行すると言われている。すなわち「N字」とは，「右下肢→右上肢→左下肢→左上肢」，もしくは，「左上肢→左下肢→右上肢→右下肢」。「逆N字」とは，「左下肢→左上肢→右下肢→右上肢」もしくは「右上肢→右下肢→左上肢→左下肢」となる。四肢に固縮が認められる時期でもここまでの差はないものの，左右差は残っていることが多い。実際に研修医が診察しても，この固縮を気づくことができないことがあるため，誘発法を試みる習慣が必要である。

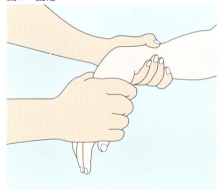

図2　固縮

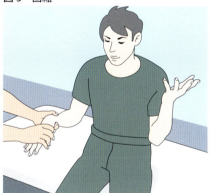

図3　固縮

3. マイヤーソン徴候 ○

最も簡便にできるベッドサイドでの診察法である。眉間のやや上を，視野に検者の指が入らないように，トントンと叩くとその度に両方の眼輪筋が収縮するが（図4），正常人では5から10回ほど繰り返すと眼輪筋が収縮しなくなる。パーキンソン病では10回以上叩いても眼輪筋の収縮が続く場合をマイヤーソン徴候陽性とする。眉毛と眉毛の間を患者の視野に入らないように叩けばよいのだが，この部位より上だと叩いても眼輪筋の収縮さえ起こらない。マイヤーソン徴候を判定するには，眼輪筋の収縮が，まず得られる部位を確認し，繰り返し叩くことで減衰するかどうかで判定する。

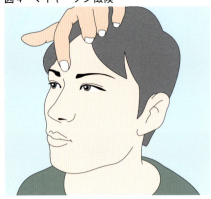
図4　マイヤーソン徴候

4. すくみ足

足が床に貼り付いて動けない，歩こうとしているが固まってしまい一歩目がでない現象をいう。歩行開始時だけでなく，狭いところを通り抜けようとする時，方向転換をする時，足がすくんで歩けなくなるのもすくみ足である。また，進行方向に直交する視覚刺激があると足が前にでることが知られており，階段を昇りきったあとすくみ足が出現するのは，階段自体が視覚刺激になっているためである。この直交する視覚刺激を利用し，屋内歩行において，廊下にテープを貼るなどしてすくみ足の改善をはかり，パーキンソン病のADL向上に繋げられる場合もある。

> **ポイント**
> 臥床からの高齢者をみたら，どうしてADLが低下したのか「なぜの思考」が大事。

文献
1) Simel D, Rennie, D: The Rational Clinical Examination: Evidence-Based Clinical Diagnosis（JAMA & Archives Journals）. McGraw-Hill, 2008.

パート5

髄膜徴候，高次機能

21 発熱，嘔気，頭痛

19歳男性。

昨日の昼過ぎから頭痛と嘔気を自覚。熱を測ると37.8度であった。市販薬を服用して様子を見ていたが，本日朝，頭痛と発熱が続くため，内科外来に歩いて受診。

Q 意識清明なwalk-inで来院した上記患者から髄膜炎を除外するために有用な徴候は？

1. 項部硬直
2. Kernig徴候
3. Brudzinski徴候
4. Jolt accentuation

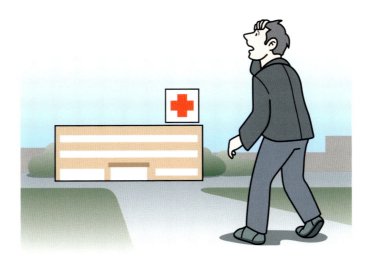

ヒント 座ったままで簡単にできる。

解説

　髄膜炎を除外できるすぐれた陰性尤度比をもつ診察所見を同定することは，極めて重要とされている。歴史上いくつかの髄膜徴候が使用されているが，この基準を満たせるような単一の所見もしくは組み合わせが同定できていないのが現状である[1]。しかし，急性の発熱，頭痛，意識障害を認め，頭部CTに異常がない患者に対しては，髄膜徴候にかかわらず髄液検査を考慮するのは乱暴であろうか。禁忌がなければ重篤な細菌性髄膜炎を見逃さないためにも髄液検査を踏み切るであろう。問題は，上気道炎なのか，髄膜炎なのかを迷うようなwalk-inの症例である。上気道炎なら自然寛解するが，髄膜炎であった場合，もちろん自然寛解するウイルス性髄膜炎もあるが，髄膜脳炎に移行してしまう症例や，細菌性髄膜炎を見逃したくない。急性の頭痛と発熱を主訴として，walk-inで来院した意識清明な患者をinclusion criteriaとした状況では，jolt accentuationが髄膜炎を除外するのに有用な徴候だと日常診療で実感している[2]。

解答

A 意識清明なwalk-inで来院した上記患者から髄膜炎を除外するために有用な徴候は？

1. 項部硬直 ·· ✕

患者を仰臥位にし，枕を外し，検者は患者の後頭部に両手を当て，まず頸部を左右に回旋し抵抗がないことを確認する（図1a）。その後頭部をゆっくり持ち上げて前屈させ，頸部の抵抗をみる。前屈時に抵抗を感じたり，下顎に胸につかなかったり，疼痛を訴える場合を陽性とする。抵抗や痛みがなく，下顎が胸につくまで前屈できれば陰性とされる（図1b）。

図1　項部硬直

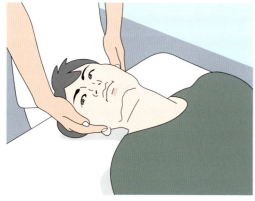
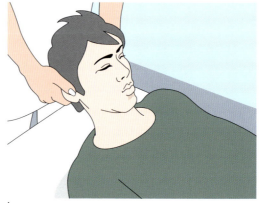

a　　　　　　　　　　　　　　　　b

2. Kernig 徴候

患者を仰臥位にし，一側の下肢の股関節と膝関節を 90° に曲げ，下腿を真っ直ぐ伸展させる（図 2a）。下腿に抵抗があり，伸展できない場合を陽性とする（図 2b）。真っ直ぐ伸展できれば陰性である。

図 2　Kernig 徴候

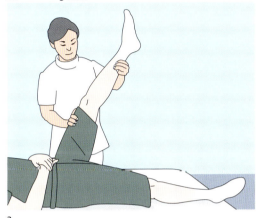
a

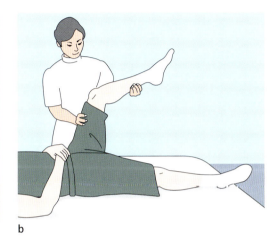
b

3. Brudzinski 徴候

患者を仰臥位にし，両下肢を伸展させた状態で，検者が患者の頸部を他動的に前屈させると，股関節と膝関節が自動的に屈曲位をとった場合を陽性とする（図 3）。

図 3　Brudzinski 徴候

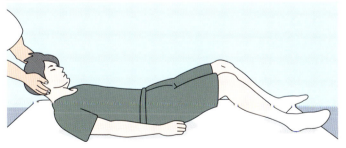

4. Jolt accentuation

1秒間に2〜3回程度，頭を素早く左右に振る。頭痛が増強した場合を陽性とし，増強しなければ陰性とする。ベッドサイドで坐位のまま簡便にできる優れた髄膜徴候である。

> **ポイント**
>
> 　発熱，頭痛，意識障害を認め，頭部CTに異常がない患者に髄液検査を考慮するのは当然である。それぞれの髄膜徴候には限界があるのは事実であるが，急性の頭痛と発熱を主訴に，walk-inで来院した意識清明な患者をinclusion criteriaとした場合，髄膜炎の除外にjolt accentuationは有用な徴候と思われる。

文献

1) Attia J : The rational clinical examination. Does this adult patient have acute meningitis? JAMA. 1999; 282: 175-181.
2) Uchihara T: Different outcomes from different cohorts: how to validate jolt accentuation? Am J Emerg Med. 2014; 32: 476-477.

22 言葉がでない

75歳男性。

日中農作業中に突然，言葉がでにくくなった。手足の麻痺はなく，家人の指示は入るものの，「くるま」を「たるま」などと言い間違ってしまい，何度も言い直すが上手くいかない様子であった。来院時共同偏倚はなく，手足に麻痺もなかった。心電図上心房細動を認めた。

Q この症例で推定される責任病巣は，画像に示した番号の領域のどれか？

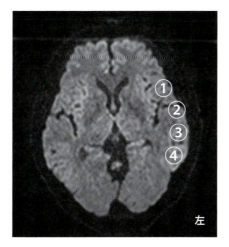

1. ①の領域
2. ②の領域
3. ③の領域
4. ④の領域

 前が発語，後ろが言葉の理解であるが，その間は？

解説

　左半球の前方がいわゆる Broca 失語をきたし，後方が Wernike 失語をきたすことは，周知のことかと思われるが，失語の責任病巣を想定するために，一歩進んだ知識をもっておくことは悪くはない。

　超急性期虚血性脳血管障害に対する治療がますます発展する一方，現在治療の基準は，"time dependent"，すなわち最終未発症時刻から何時間経っているかで治療法を選択している。しかし，最終未発症時刻が不明であっても，画像的に十分血栓融解療法が可能な症例が存在しているのも事実である。今後 MRI において拡散強調画像で虚血像が同定されていても，FLAIR 画像が正常であるミスマッチ症例が血栓融解療法の適応となる可能性がある。いわゆる "tissue dependent" な時代がくる可能性は高い。また，MRI 拡散強調画像に梗塞像が写らない程度で血栓融解療法ができれば，かなり良好な機能予後が望める。よって，神経所見から責任病巣を推測するニーズは救急外来の common disease である虚血性脳血管障害診療において，ますます重要となってくると思われる。

　この設問はやや難度が高いかもしれないが，上記の理由から症状からどの部位の梗塞なのか，逆に画像所見は現在の症状を本当に説明できるのかを考えていくきっかけにしてほしい。

解答

A この症例で推定される責任病巣は，画像に示した番号の領域のどれか？

1. **①の領域** ……………………………………………………………………… ✕

    左下前頭回付近の領域を示している。この領域を障害されると目の前の物品の呼称ができない呼称障害や，野菜の名前の列挙ができない語列挙障害などが起こる。両者を合わせて喚語困難という。図1に示すように，患者の目の前に時計を出し，「これは何ですか？」と問いかけるが，呼称できない状況となる。喚語困難の解剖学的診断において，責任病変は左下前頭回以外に左角回，左側頭葉下部でありえることを留意しておく必要がある。

図1

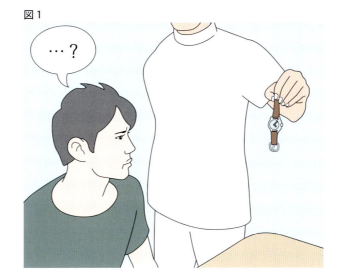

2. ②の領域 ··×

左中前頭回の中〜下部付近の領域を示している。この領域を障害されると，「と，け，い」，「と，け〜い」，といった単語を形成している音と音のつながりに問題が生じる，いわゆる音の連結不全とされる。これは失構音と呼ばれるが，この連結不全がいわゆる構音の歪みのみである構音障害との鑑別点でもある。

3. ③の領域 ··○

左縁上回付近の領域を示している。この領域が障害されると，「とけい」と言いたいが「りけい」，「たけい」といった，単語そのものでなく「りけい」では「と」が「り」に，「たけい」では「と」が「た」に入れ替わってしまう障害が起こる。これを音韻性錯語と呼ぶ。左縁上回付近が中心ではあるが，病巣は，左中心後回，左上側頭回に及ぶ広い領域とされる。

4. ④の領域 ··×

左上〜中側頭回付近の領域を示している。この領域が障害されると，目の前にだされた物品から，聴覚的に呈示された単語に該当する物品を選べなくなる。これを単語理解障害と考える。図2に示すような物品の中から「時計はどれですか？」と聴覚的問いかけをしても，時計を選べないという現象が生じる。④の領域以外では，左中前頭回でも起こるとされている。

図2

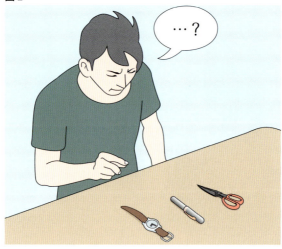

> **ポイント**
> 腕時計を使って，失語のスクリーニングができる。

文献

1) 大槻美佳：失語．神経内科 2006; 65 : 249-258.

23 ○○○がわからない

75歳男性。
心房細動による心原性脳塞栓症と下に示すMRI画像にて診断された。

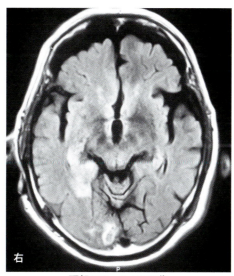

頭部MRI　FLAIR画像

Q この梗塞部位から推定される神経症状はどれか？

1. 手指失認
2. 街並失認
3. 病態失認
4. 半側空間無視

 視覚に関わる失認を引き起こす部位である。

解説

　失認の分類はおおまかに以下のように分類される。1）視覚性失認（視覚物体失認，色彩失認，相貌失認，街並失認），2）視空間失認（半側空間無視），3）聴覚失認（感覚性失音楽症，皮質聾），4）触覚失認，5）身体失認（病態失認，自己身体部位失認，左右障害）。詳細は成書を参照されたいが，この設問では，日常診療で出会う頻度の高い失認について解説する。

解答

A この梗塞部位から推定される神経症状はどれか？

1. 手指失認 ·· ×

「右の人差し指を出してください」の指示に従えない，次に検者がふれた指を，「今さわっているのは何指ですか」の質問に答えられない，「私の中指をつかんでください」の指示もうまくできない。自分の指，検者の指ともに認識できない身体失認の一つで，通常左右障害も伴っている。責任病変としては，左頭頂−後頭葉移行部とされている。

2. 街並失認 ·· ○

本来よく知っているはずの建物，風景を見ても，それがどこかわからなくなる。自宅である家を見ても，家という建物であることはわかるが，自分の家だと認識できない。毎日通う通勤路を見て，田圃道であると口述できるが，自分にとってその道が，なんの道であったかわからない。そのため道に迷ってしまう。これを街並失認といい，視覚性失認の一つで右海馬傍回後部が責任病変とされている。この症例では，右海馬傍回にMRI，FLAIR画像で高信号域を認め，発症当日，「通勤路」がわからず，道に迷い職場に行けなくなったことを主訴に受診した。

3. 病態失認 ·· ×

自己の欠損に対する意識が不十分な状態を病態失認という。日常的に脳血管障害でよく遭遇する病態失認は，右頭頂葉病変による片麻痺の病態失認である。麻痺側を患者の目の前に示しても，片麻痺を否定するパターン，指摘されるまで片麻痺に気づくことができないパターン，日常生活に支障がある片麻痺に無関心であるパターンなど，いくつかの型が知られている。救急外来で左片麻痺患者に，「左手足は動きますか」と質問すると，完全麻痺にも関わらず「左手足は動くよ」と答える場面にしばしば遭遇する。数カ月すると，この病態失認は改善することが多い。

4. 半側空間無視

視空間情報の失認で代表的なのが半側空間無視である。半側空間無視を自覚できる患者はいない。なぜなら，空間の欠損そのものを意識できないためである。「歩いていて左肩をよくぶつけることはないですか」などと具体的な質問をすると「そういえばそうだ」と答えるが，なぜそうなのか認識できていない。診察では，線の二等分などで捉えることができる。ベッドサイドで聴診器のチューブ部位を使って行うが，チューブの途中にストッパーなどの目印がない聴診器を使わなければならない。真っ直ぐに伸ばしたチューブの真ん中を指すよう指示すると，半側空間無視の患者では，図1に示すように左視空間を認識できていないので，右によってしまう。半側空間無視の責任病変としては，多様性があるものの，右側頭-頭頂-後頭葉接合部付近とされている。よって半側空間無視は左視野となり，しばしば上記病態失認を伴う。

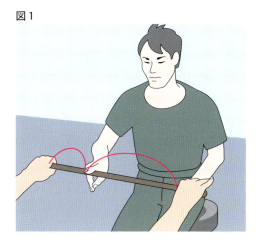

図1

> **ポイント**
> 脳血管障害の部位診断の際，失認を見たら大脳の皮質障害を疑え。

文献

1) 平山和美：視覚性失認．神経内科 2006; 65: 275-283.

パート5　髄膜徴候，高次機能

> **Supplement 6**　テント上の解剖学的診断を理解するためのシェーマ

脳血管障害の解剖学的診断は，病態診断にも重要であるが，簡単に整理しておくと便利である。

（図：脳の水平断シェーマ）

- 自発性低下
- 共同偏視（右）
- 共同偏視（左）
- 病態失認／半側空間無視
- 運動失語
- 錐体路
- 感覚失語
- 体性感覚路
- 半盲
- 右／左

24 夫に指摘された物忘れ

65歳女性。

半年ぐらい前から物忘れが目立つことに夫が気づいた。それを指摘すると、「そんなことはない」と否定し、不機嫌になるという。最近、物忘れの悪化を夫が感じ、本人の自覚はないが、夫に説得され来院。

Q 認知症のスクリーニングとして、以下のテストの中で最も迅速でかつ有用なものは？

1. Clock Drawing Test
2. Mini-Cog test
3. Memory Impairment Screen
4. Mini-Mental State Examination

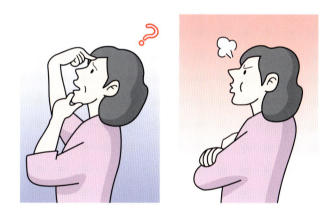

ヒント 所要時間3分。

解 説

　認知症のスクリーニングとして，Mini-Mental State Examination はよく知られているが，それ以外に 40 以上のスクリーニング方法が報告されている。そこで 2015 年，JAMA Intern Med. では，どのスクリーニング方法が認知症の診断に有用かメタ解析を行っている。そこでの解析結果から，診断有用性で最も優れていた方法の一つが Mini-Cog test であった。Mini-Mental State Examination を施行するには 10 分以上の時間がかかるため，忙しい外来診療において，施行が躊躇される。Mini-Cog test は所要時間 3 分であり，迅速に認知症をスクリーニングする方法として期待される。

　この症例に Mini-Cog test を施行すると，Clock Drawing で図 1b となった。Mini-Cog test は異常の判定となり，その後の検査でアルツハイマー型認知症の診断となった。

解 答

A　認知症のスクリーニングとして，以下のテストの中で最も迅速でかつ有用なものは？

1. Clock Drawing Test ✕

A4 サイズの白紙を患者の前におき，「この紙に，紙の大きさに見合った大きさの時計の絵を書いてください。数字も全部書いて 10 時 10 分になるように描いてください」と口頭で指示する方法である。描いた絵の採点法は各種あるが，正しく書けなければすべて異常である。大まかなポイントとしては，外周円が整っている，数字が正しく書かれている，針が 2 本で中心が設定されている，分針のほうが長い，針が適切な時間を指しているなどである。図 1 に異常とされる例をいくつか示す。参考文献のメタ解析では，感度 83％（95％ CI：0.75-0.89），特異度 84％（95％ CI：0.69-0.92）であった[1]。

図 1

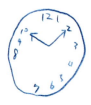
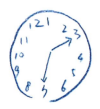
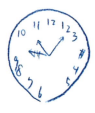

a　　　　　　　　b　　　　　　　　c　　　　　　　　d

2. Mini-cog test

患者に3つの関連性のない単語を言う．例えば「桜」「猫」「電車」を使っても良い．検者はこの3つの単語を2回患者の前で繰り返す．その後，1.で解説したClock Drawing Testをしてもらい，終了後3つの単語を思い出してもらう．スコアリングは，3つの言葉をすべて思い出せなかったら0点．1つ思い出せたら1点，2つなら2点，3つなら3点とする．判定は，3点の場合と，1点もしくは2点でもClock Drawing Testが正常の二つの場合は認知症の可能性が低いといえる．参考文献のメタ解析では，感度91%（95% CI：0.80-0.96），特異度86%（95% CI：0.74-0.93）であった[1]．今回の参考文献中，最も優れた診断有用性を示した．

3. Memory Impairment Screen

カテゴリーの違う4つの言葉，例えば，「じゃがいも（カテゴリー：野菜）」，「消防士（カテゴリー：職業）」，「ハサミ（カテゴリー：文房具）」，「体育館（カテゴリー：建物）」をA4白紙の四隅に24ポイントの大きさで，カテゴリーの記載はなしで，それぞれ書いておく（図2）．最初にそれぞれの単語を患者に読んでもらい，続いて，検者が，そのカテゴリーを読み上げ，患者はそのカテゴリーに所属する単語を見つけ，読み上げてもらう．例えば検者が「職業」と言ったら，患者は「消防士」と読み上げるようにする．4つの読み上げが終わったら，A4シートを患者の前から隠す．その後は，1〜20に順唱，20〜1に逆唱してもらうことを続ける．それが3分たったら，4つの言葉をどんな順番でもいいから思い出してもらう．思い出せない言葉があるようなら，カテゴリーをヒントとして患者に呈示する．ヒントなしに一つ思い出せたら2点，ヒントが必要であったら1点，思い出せなかったら0点としてスコアリングし，8点満点で4点以下が認知症の可能性ありと判断する．参考文献のメタ解析では，感度79.7%（95% CI：0.68-0.86），特異度91%（95% CI：0.84-0.96）であった[1]．

図2 Memory Impairment Screen

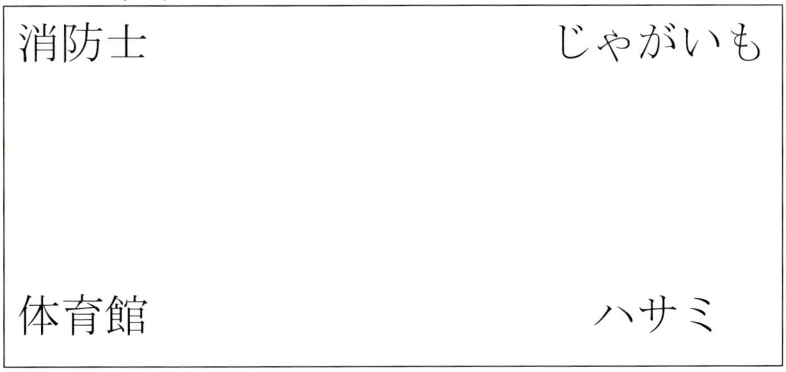

4. Mini-Mental State Examination

極めて有名であるため，ここでは解説は省略するが，参考文献のメタ解析では，感度81％（95％ CI：0.78-0.84），特異度89％（95％ CI：0.87-0.91）であった[1]。

> **ポイント**
> 3項目の記憶とClock Drawing Testが有用である。

文献

1) Tsoi KK：Cognitive tests to detect dementia: a systematic review and meta-analysis. JAMA Intern Med. 2015; 175: 1450-1458.

検査項目・疾患別インデックス

疾患	検査項目		タイトル	ページ
正中神経麻痺	手指筋力・感覚	1	朝，手がしびれる	3
肘部管症候群	徴候・手指の感覚	2	手から水がもれる	9
橈骨神経麻痺	上肢の筋力	3	垂れ手	15
C6神経根症	上肢の腱反射	4	肩甲骨が痛い	19
総腓骨神経麻痺	下肢の筋力	5	垂れ足	23
馬尾症候群	下肢の反射	6	両下肢のしびれ	27
脊髄症	上肢の感覚	7	腕全体がしびれる	33
亜急性連合性脊髄症	深部感覚	8	顔を洗う時にふらつく	37
脳梗塞	視野	9	視野が欠ける	43
脳動脈瘤	眼球運動	10	物が二重に見える	47
ベル麻痺	顔面の感覚・麻痺	11	顔のしびれ	51
BPPV	Dix Hallpike試験	12	ぐるぐる回るめまい　part1	55
前庭神経炎	HINTS Plus	13	ぐるぐる回るめまい　part2	59
延髄外側症候群	咽頭の診察	14	飲み込めない　part1	65
脳梗塞	嚥下障害のスクリーニング	15	飲み込めない　part2	69
延髄内側症候群	延髄の徴候	16	ふらついて歩けない　part1	73
脳卒中	右錐体路徴候	17	上手く歩けない	81
脳卒中	Babinski徴候	18	右手足の脱力	85
メトロニダゾール脳症	歩行	19	ふらついて歩けない　part2	89
パーキンソン病	パーキンソン症状	20	ADL低下	93
髄膜炎	髄膜徴候	21	発熱，嘔気，頭痛	99
脳梗塞	失語	22	言葉がでない	103
脳梗塞	失認	23	○○○がわからない	107
アルツハイマー型認知症	認知症のスクリーニング	24	夫に指摘された物忘れ	111

得点表

タイトル	Q	解答記入欄	配点○	配点△	正解	得点
1　朝，手がしびれる	Q1		4		3	
	Q2		4		2	
2　手から水がもれる	Q1		4		3	
	Q2		4		1	
3　垂れ手	Q		4		4	
4　肩甲骨が痛い	Q		4		2	
5　垂れ足	Q		4		3	
6　両下肢のしびれ	Q		4	2	2 (1, 3)	
7　腕全体がしびれる	Q		4		4	
8　顔を洗う時にふらつく	Q		4		3	
9　視野が欠ける	Q		4		4	
10　物が二重に見える	Q		4		4	
11　顔のしびれ	Q		4		2	
12　ぐるぐる回るめまい　part1	Q		4		2	
13　ぐるぐる回るめまい　part2	Q		4		1	
14　飲み込めない　part1	Q		4		4	
15　飲み込めない　part2	Q		4		3	
16　ふらついて歩けない　part1	Q		4		3	
17　上手く歩けない	Q		4		2	
18　右手足の脱力	Q		4		4	
19　ふらついて歩けない　part2	Q		4		3	
20　ADL 低下	Q		4	2	3 (2)	
21　発熱，嘔気，頭痛	Q		4		4	
22　言葉がでない	Q		4		3	
23　○○○がわからない	Q		4		2	
24　夫に指摘された物忘れ	Q		4		2	
		合計	104	*（ ）内は△		

点数評価

40 点未満：現時点では，少し難しすぎた内容だったかもしれません。いくつかわかりやすい神経所見のとり方を系統的に書いているテキストがありますので，まずはそちらから勉強しましょう。その後にもう一度この本を読み直してください。

40 点〜60 点：おしい。もう一歩です。設問 1 から読み直してみましょう。

60 点〜80 点：合格です。もう一度，間違ったところだけでよいので読み直して，自分のものにしてください。

80 点以上：common disease における神経診察は，ほぼ完成の域です。後は実践で磨いていきましょう。

外国語索引

A
acute vestibular syndrome（AVS） 60
ADL 低下 93

B
Babinski 徴候 85
Babinski の手技 85
Barre 徴候 82
Benign paroxysmal positional vertigo（BPPV） 56, 63
branch atheromatous disease（BAD） 69
Broca 失語 104
Brudzinski 徴候 99

C
Chaddock の手技 85
clock drawing test 111
corrective saccade 60

D
direction-changing nystagmus 59
Dix-Hallpike 試験 55

F
FLAIR 画像 90, 104, 107
flick sign 4
Fromant 徴候 9

H
head impulse test 59
HINTS plus 60
Hoffmann 反射 19
Hoover 徴候 86

J
jolt accentuation 99

K
Kernig 徴候 99

L
L5 神経根障害 24

M
memory impairment screen 111
Mingazzini 試験 81
Mini-Cog test 111
mini-mental state examination 111
MMT 33

O
Oppenheim の手技 85
over-shoot oscillation 75

P
perfect O sign 4
Phalen 徴候 9
pupillary sparing 48

R
ring-finger-splitting 6
Romberg 徴候陰性 37

S
Schaeffer の手技 85

T
test of skew deviation 59
Tinel 様徴候 9

W
Wernike 失語 104

日本語索引

あ
亜急性連合性脊髄変性症　38
アキレス腱反射　27
アミロイドーシス　4

い
胃潰瘍　37
意識障害　90
胃全摘術　37
位置覚　37
咽頭反射　65

う
運動障害　51
運動分解　75
運動麻痺　52

え
嚥下障害　65, 90
延髄　66, 74
延髄外側症候群　65, 74
延髄梗塞　66
延髄内側症候群　73

お
音韻性錯語　105
温痛覚　51, 65

か
カーテン徴候　65
回旋性眼振　56
外転障害　47
回転性めまい　55, 59, 65
海綿静脈洞　49
下顎神経　53
下顎反射　65
過換気　85
下小脳脚　74
下垂体腫瘍　46
下垂体病変　46
下腿三頭筋　28
滑車神経麻痺　49
感覚障害　3, 10, 16, 24, 33, 38, 51
感覚障害マップ　14
感覚鈍麻　8
眼球運動　48
眼球陥凹　74
顔筋　52
間欠性跛行　27
眼瞼下垂　74
喚語困難　104
緩徐相　61
眼振　55, 61
眼神経　53
眼痛　48
肝膿瘍　89
顔面神経麻痺　52, 53
眼輪筋　52, 53
眼裂狭小　74

き
疑核　74
偽性球麻痺　67, 90
偽性橈骨神経麻痺　16
急速相　61
橋　53
協調運動障害　73
共同偏倚　103
虚血性脳血管障害　104
挙睾筋反射　27

く
草刈り歩行　91

け
頸髄障害　35
頸椎神経根症　22
頸部聴診法　70
頸部痛　33, 34, 65
頸部の後屈　33
肩甲骨　19
腱反射　19, 84
腱反射消失　28

こ
構音障害　52, 69, 90, 105
交感神経下行路　74
睾丸捻転　30
咬筋　67
後脛骨筋　24
拘縮　94
甲状腺機能低下症　4
項部硬直　99
後方突進　93
絞扼性末梢神経障害　34
誤嚥　70
誤嚥性肺炎　93
固視　56
固縮　93
呼称障害　104
弧束核　74
語列挙障害　104

さ
坐骨神経痛　24
三角筋　15
三叉神経核　67
三叉神経脊髄路　74
三叉神経脊髄路核　53, 66

し
視覚性失認　108
色彩失認　108
視空間失認　108
示指過伸展テスト　9
視床　53
視神経障害　45
耳石　56
膝蓋腱反射　27
失構音　105
自発眼振　60
しびれ　3, 9, 19, 23, 27, 33, 37, 51
視野　43

しゃがみ試験	91	すくみ足	93	単語理解障害	105
視野欠損	45			短母指外転筋	3
視野検査	44	**せ**			
尺骨神経	5, 10	精巣挙筋	30	**ち**	
尺骨神経支配	4	精巣上体炎	30	知覚障害	35
尺骨神経障害	10, 34	正中神経	4	注視方向交代性眼振	61
尺骨神経麻痺	34	正中神経支配	11	中手指節間関節	21
斜変位	62	正中神経障害	11	中枢神経障害	90
縮瞳	74	正中神経麻痺	34	中枢性めまい	58, 60
手根管症候群	4, 10, 11, 34	脊髄後索	38	肘部管症候群	34
手指失認	107	脊髄視床路	74	聴覚失認	108
主知覚核	53	脊髄症	34	長母指外転筋	3
上顎神経	53	舌咽神経	66	腸腰筋	23
上眼窩裂	49	舌下神経核	74		
上気道炎	100	舌偏倚	73	**つ**	
小指外転筋	3	前脛骨筋	23, 28	椎間板ヘルニア	28
上転障害	47	前庭眼反射	59	椎骨動脈解離	66
情動的顔面運動	51	前庭神経炎	57, 59	痛覚	8
小脳失調性歩行	91	前庭神経核	74	角を作る手	16
小脳障害	91	前頭筋	52		
小歩症	90	洗面現象	40	**て**	
睫毛徴候	51			デルマトーム	14
上腕三頭筋	17, 19	**そ**			
上腕二頭筋	15, 19	総腓骨神経	24	**と**	
触覚	8, 38, 51	総腓骨神経障害	24	島	53
触覚失認	108	僧帽筋	15	頭位変換	55, 60
神経根症	20, 33	相貌失認	108	動眼神経麻痺	47
神経根障害	34	測定異常	75	瞳孔不同	48
神経障害	24	足底反射	86	橈骨神経支配	4
身体失認	108			橈骨神経麻痺	15
振動覚	37	**た**		糖尿病	4
深部感覚障害	38	第 5 指徴候	82	頭部 MRI	60, 64, 69, 73, 90, 107
深部腱反射	22, 28, 38	対座法	44	動脈瘤	47
心房細動	43, 103, 107	第 7 頸髄神経根障害	16	同名半盲	46
		大腿内転筋反射	27	兎眼	52
す		大腿二頭筋	24	徒手筋力テスト	16, 24, 82
随意的顔面運動	51	大腿四頭筋	23		
髄液検査	100	大脳脚	53	**な**	
錐体	74	大脳限局性病変	16	内眼筋麻痺	48
錐体路障害	82, 86	大脳皮質	53	内側毛体	74
錐体路症状	34	多発性脳梗塞	90	内転障害	9
錐体路徴候	38	垂れ足	23	内包	53
髄膜炎	99	垂れ手	15	鉛中毒	16

軟口蓋反射	65	腓腹筋	23	末梢動脈硬化症	27
		表在感覚	8, 38	末梢皮神経	34
		病態失認	107		

に
妊娠	4			水飲みテスト	69
認知症	112				

ふ
腹壁反射	81
フレンツェル眼鏡	56, 61

め
迷走神経	66
メトロニダゾール脳症	90
めまい	55, 59, 64

の
脳血管障害	18, 57
脳梗塞	60, 73, 86
脳神経麻痺	52
脳塞栓症	107
脳卒中	70
脳動脈瘤	48

へ
平衡感覚	38
閉鎖孔ヘルニア	30
片麻痺	69, 73
片麻痺歩行	90, 91

も
もやもや病	86

は
パーキンソン症状	93
パーキンソン病	94
パーキンソン歩行	90
馬尾症候群	28
半側空間無視	107
反復唾液嚥下テスト	69

ほ
歩行障害	89
母指内転筋	3, 11
母指内転筋障害	10
ホルネル症候群	73
ホルネル徴候	65, 74

ゆ
指鼻試験	75
指鼻指試験	75
腰痛	24

り
両耳側半盲	46
良性発作性頭位めまい症	56, 60

ま
マイヤーソン徴候	93
街並失認	107
末梢神経障害	3, 38, 90
末梢性橈骨神経麻痺	16
末梢性めまい	57

ひ
膝踵試験	75
肘屈曲テスト	10
ヒステリー性片麻痺	85
額のしわ寄せ	51

わ
腕橈骨筋	15, 19

〈著者プロフィール〉

塩尻俊明（しおじりとしあき）

地方独立行政法人　総合病院国保旭中央病院

理事　副院長

総合診療内科部長　臨床教育センター長

〈略歴〉

1989年に奈良県立医科大学卒業後，武蔵野赤十字病院，NTT東日本関東病院，大学病院を経て，1997年に総合病院国保旭中央病院赴任となり現在に至る。

Dr. 塩尻の神経所見とり方トレーニング

2017年5月20日　第1版第1刷 ©
2019年7月1日　第1版第2刷

著　者	塩尻俊明　Shiojiri, Toshiaki	
発行者	宇山閑文	
発行所	株式会社金芳堂	
	〒606-8425 京都市左京区鹿ヶ谷西寺ノ前町34番地	
	振替　01030-1-15605	
	電話　075-751-1111（代）	
	http://www.kinpodo-pub.co.jp/	
組　版	株式会社 データボックス	
印刷・製本	株式会社 サンエムカラー	
イラスト	藤立育弘	

落丁・乱丁本は直接小社へお送りください．お取替え致します．

Printed in Japan
ISBN978-4-7653-1716-0

JCOPY ＜(社)出版者著作権管理機構 委託出版物＞

本書の無断複写は著作権法上での例外を除き禁じられています．複写される場合は，その都度事前に，(社)出版者著作権管理機構（電話 03-5244-5088, FAX 03-5244-5089, e-mail: info@jcopy.or.jp）の許諾を得てください．

●本書のコピー，スキャン，デジタル化等の無断複製は著作権法上での例外を除き禁じられています．本書を代行業者等の第三者に依頼してスキャンやデジタル化することは，たとえ個人や家庭内の利用でも著作権法違反です．